彭　琼◎主编

涵容学子爱眼睛

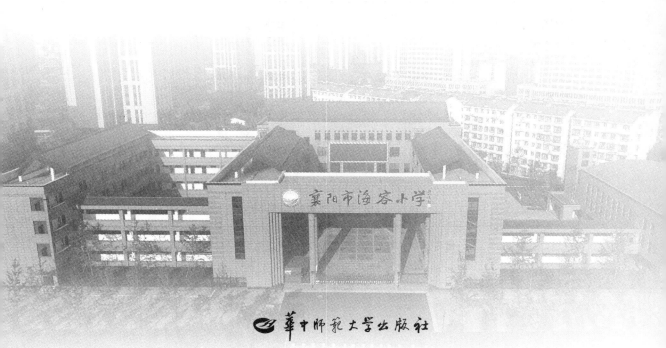

华中师范大学出版社

图书在版编目（CIP）数据

海容学子爱眼睛 / 彭琼主编. —武汉：华中师范大学出版社，2023.9
ISBN 978-7-5769-0296-9

Ⅰ.①海…　Ⅱ.①彭…　Ⅲ.①眼—保健—普及读物
Ⅳ.①R77-49

中国国家版本馆 CIP 数据核字（2023）第 171756 号

HAI RONG XUE ZI AI YAN JING

海容学子爱眼睛

© 彭　琼　主编

编辑室：第一分社	电话：027-67867317
责任编辑：易　雯	责任校对：巴　铭　　　封面设计：胡　灿
出版发行：华中师范大学出版社有限责任公司	
社址：湖北省武汉市洪山区珞喻路 152 号	邮编：430079
销售电话：027-67863426（发行部）	
网址：http://press.ccnu.edu.cn	电子信箱：press@mail.ccnu.edu.cn
印刷：武汉中科兴业印务有限公司	督印：刘　敏
开本：787mm×1092mm　1/16	印张：11　　　　　字数：120 千字
版次：2024 年 1 月第 1 版	印次：2024 年 1 月第 1 次印刷
定价：39.00 元	

欢迎上网查询、购书

敬告读者：欢迎举报盗版，请打举报电话 027-67867353

编 委 会

主　　编　彭　琼

副 主 编　陈　昊　安良海　郭　强

编　　委　柳林楠　丁齐盈　李　欢

序

为了你那双清澈明亮的眼睛

眼睛是心灵的窗户，是沟通人的内心与多彩世界的桥梁。幼年失聪、失明的海伦·凯勒历经磨砺站在哈佛大学的演讲台上，抒发她人生最大的梦想就是：假如给她三天光明，她将去熙攘的人群中欣赏一张张生动的面孔，去无际的森林中见识鸟语花香，去春光明媚的花园中观看斑斓的蝴蝶飞舞，亲眼感受这五彩缤纷、婀娜多姿的世界。中国当代诗人顾城说，黑夜给了我黑色的眼睛，我却用它寻找光明。在人体这台精密、神奇的生命机器里，没有哪一个器官像眼睛这般洞悉世间万象，传递喜怒哀乐，指引梦想和远方……

受多种因素影响，近年来我国青少年近视率达53.6%。其中小学生为33.64%、初中生为75.95%、普通高中生为86.50%，且近视人群不断向低龄化发展。爱眼护眼，让每一位青少年朋友明眸善睐，拥有一双清澈明亮的眼睛，关系着国家和民族的未来，这是全社会呵护未成年人健康成长的广泛共识。2018年，习近平总书记专门就青少年近视问题作出重要指示，要求全社会行动起来，共同呵护好孩子的眼睛，让青少年拥有光明的未来。

襄阳市海容小学位于风景优美的真武山麓，新建不久，充满朝气。校园宽敞整洁，校舍俨然，琴韵书声，名师聚集。自2021年起，该校在社会各界的共同支持下，建成了全市首家眼健康科普教育基地。基地使用面积 600 多平方米，展品丰富，陈设新颖，童真妙趣，互动感好。内设科普教育、互动测试、近视专题、健康宣教、眼科职业体验等五个展区，开展手眼协调、视觉挑战等趣味小游戏，通过眼科医生的角色扮演、视力健康小擂台 PK、AR 体感设备等体验，寓教于乐，让孩子们耳濡目染地吸收眼保健知识。建成两年多来，基地吸引了市内外众多青少年前往参观、学习、体验。

我与彭琼校长相识，正缘于眼健康科普教育基地建设。彭校长长期从事小学教育与管理，是湖北省骨干教师、襄阳市隆中名师、省级学科带头人，多次荣获国家和省市级优质课一等奖，在教育科研方面也多有建树。在基地建设过程中，我切身感受到彭校长教书育人情怀深厚，与少年学子相处融洽，对年轻教师提携激励。在她身边，聚集着一群英姿勃发、诲人不倦的后起之秀，这正是海容小学未来之希望，襄阳教育事业发展之幸事。

彭校长组织编写这本《海容学子爱眼睛》的科普校本读物，是眼健康科普教育基地功能的延伸和拓展。通过"眼睛结构我了解""眼睛近视我知晓""近视防控我参与"和"眼睛科普我宣讲"四大板块的内容，图文并茂地展示青少年眼保健知识。这是一本既专业又实用的青少年通俗科普读物，值得全市中小学借鉴并推广。

彭校长嘱我题序相助，现奉上寥寥数语，算是为青少年眼健康助力相呼。

襄阳市政协副主席、原科协主席　金崇保

2023 年 7 月

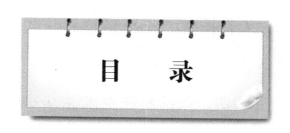

目　录

近视眼

正常眼

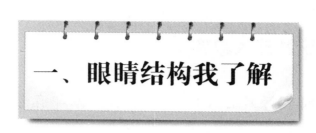

一、眼睛结构我了解

　　同学们，眼睛是人类最重要的视觉器官，是我们心灵的"窗户"，可以感受80％的外界信息。我们眨一次眼只需很短时间，但每天留下各种影像高达5万种以上。眼睛帮助我们在色彩斑斓的世界里，分辨各种物体，感知它们的大小、形状、颜色、明暗、动静、远近等。如果眼睛生病了，就会直接影响我们的学习和生活。因此，保护视力、促进眼健康，让每个人都拥有一双明亮、健康的眼睛，需要大家共同努力。

　　那么，对于眼睛，你知道多少呢？现在，让我们走进眼睛世界，了解一下眼睛的基本结构和它们的主要功能吧！

猜一猜

上边毛，下边毛，中间有颗黑葡萄。
（打一身体部位）

谜底：眼睛

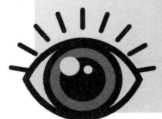

（一）认识眼睛大家族

我们的眼睛直径只有大约 2.5 厘米，但却有着十分复杂的精细结构。总体来说，眼睛由两个部分组成。第一部分像个球形，叫作眼球。眼球藏在眼眶内，前面突出，后面有视神经和血管出入。眼球有一个大家族，其中眼球壁由内向外分别为纤维膜、血管膜和视网膜。

眼球解剖图

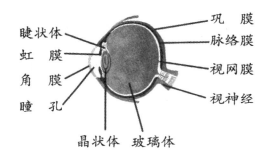

1. 纤维膜

纤维膜位于眼球的最外层，它的表面积的前六分之一的地方，就是我们常说的"黑眼珠"，也叫角膜，是一层坚韧、光滑、透明的薄膜，主要职能是把接收到的信息传递到大脑中。只要把眼睛闭上，手指轻轻抚摸眼皮，就能感知角膜的形状。角膜虽然

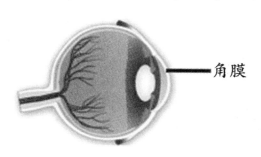

角膜

没有血管，但它的感觉神经十分丰富，当灰、沙或者手上的小细菌等异物进入眼睛，角膜就首当其冲受到伤害。所以，日常生活中，同学们不要随便揉眼睛，以免细菌刺激角膜而生病。

角膜是眼睛的窗户，有了它，我们的眼睛才能对外界物体明察秋毫。

拓展与应用

人的角膜直径有多大？

成年男性的角膜横径平均值是 11.04 毫米，成年女性的角膜横径平均值是 10.05 毫米，而 3 岁以上儿童的角膜直径接近成年人，大约 1 厘米多一点。

暴露在外的眼球为什么不怕冷？

寒风刺骨的冬季，在外行走的人总是穿着厚厚的棉衣，戴着手套、帽子和口罩，围着围巾，还把鼻尖、耳缘等包得严严实实。唯独暴露在外的眼球却不会感觉冷。这是为什么呢？原来，人的鼻尖、耳缘和手指处的毛细血管非常多，遇严寒天气毛细血管会迅速扩张，散热快，因此这些部位的温度低，人会感觉比较冷；而构成眼球的角膜不含血管，只有管触觉和痛觉的神经，没有管寒冷感觉的神经，热量的散失比较慢。加上前面柔软的眼睑像两扇大门挡住了呼啸的寒风，所以，眼球不会感觉到冷。

纤维膜后方的"眼白"部分，像桂圆里的白色果肉一样，叫作巩膜。它的质地非常坚韧，用于支持和保护眼球。巩膜由后向前逐渐变薄，在眼球前面与角膜相连。

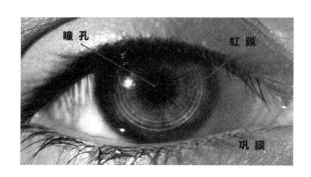

2. 血管膜

眼球壁的第二层膜是含有大量血管和色素的血管膜，或称色素膜。因为它的颜色像紫色的葡萄，所以又叫葡萄膜。其中的一部分环状薄膜叫虹膜，能使眼睛感知色彩，所以又叫虹彩。虹膜常常因为色素细胞多少而呈现不同颜色的种族差异，所以外国小朋友的眼睛颜色和我们中国小朋友的不一样。

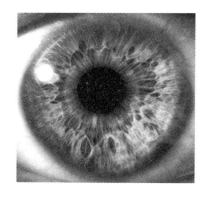

虹膜的后面有一个类似圆环的东西叫睫状体，由睫状肌和血管组成。睫状肌越强壮，我们的视力就越清晰。所以，平时玩电脑时一定要注意经常看一下远处，调节一下眼睛，使肌肉时而收缩时而舒张，才能使睫状肌保持健康柔韧的状态。

血管膜还有一个部分叫脉络膜，富含血管。虹膜中央的一个

圆孔叫瞳孔，也叫瞳仁，是光线进入眼睛的通道。奇妙的是，它的大小受虹膜放松或收缩的作用而不断变化。正常成人瞳孔的直

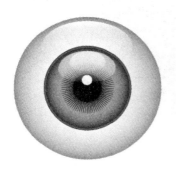

径是 3—4 毫米。光线增强时，瞳孔自动缩小；光线减弱时，瞳孔就放大，最大直径可达 8 毫米。看近处物体时缩小，看远处物体时扩大。在光亮的情况下，瞳孔的放大与收缩表示一个人的态度和心情。如果一个人感到兴奋，他的瞳孔会比平常大 4 倍。反之，生气、消极的心情会使瞳孔收缩到很小。

拓展与应用

神奇的瞳孔

眼睛里的瞳孔为什么能够放大和缩小呢？原来这是由瞳孔周围强韧的虹膜来调整控制的。人们常说，人的眼睛是不会说谎的。这主要是因为瞳孔的收缩反映了人面对视觉图像时的心情。因此，撒谎者的眼睛会揭穿他们的谎言。

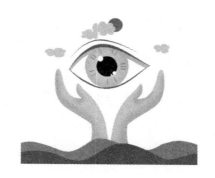

3. 视网膜

眼球壁最里边的一层透明的薄膜叫作视网膜。别看它又软又薄，从内到外却有十层结构。其中的感光细胞能够把感受到的光线信息转化成我们

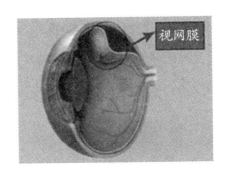

大脑能够识别的信号，帮助我们看见物体。当外界光线进入眼睛，正对着的部分就是视网膜的黄斑，黄斑

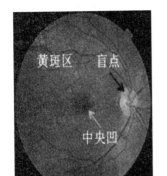

中间的小凹陷叫作黄斑中心凹。视网膜虽然只有人的一根头发丝那么粗，但每平方毫米有 25 万个光敏细胞，所以这里视觉最敏锐。

视网膜背后的一小块区域叫作盲点，它能把视细胞收集到的图像讯号传递给大脑。为什么叫盲点呢？因为这里没有感光细胞，视觉神经从这里经过不会感光。一般情况下，我们自己不会觉察到这个盲点的存在，因为一只眼的盲点并不与另一只眼的盲点的图像重叠，而且盲点也不在眼睛比较敏感的视力中心。

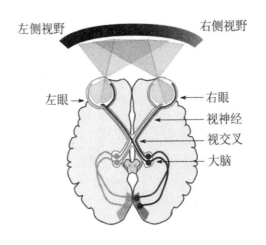

拓展与应用

有趣的"视而不见"与"无中生有"

现在让我们来做一个有趣的实验：观察下面的图案，闭上左眼，用右眼看上面的十字，并且前后移动、靠近和远离，你会发现右边的点突然不见了，它落到盲点上消失了，这叫作"视而不见"。

盲点：视而不见

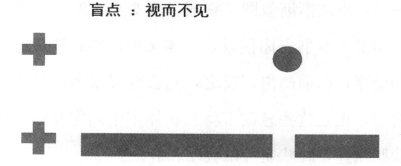

脑补：无中生有

再盯着下面的十字，用右眼去感觉右边的方块，本来中间有一个白色的间断点，但你挪到某一位置时，恰好发现它连在了一起，这叫作"无中生有"。

为什么会产生上述现象呢？因为我们的大脑会通过另一只眼的"余光"自动"脑补"盲点的画面。角膜与巩膜之间为前房，巩膜与水晶体之间为后房。眼球内腔充满眼房水、晶状体和玻璃体，具有折射作用。其中眼房水是一种无色透明的液体，充满前后房，具有营养和维持眼内压力的作用。

晶状体位于虹膜后面，像一块透明的双凸镜，富有弹性，可

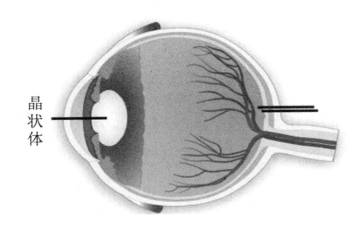

晶状体

以慢慢伸平，也能渐渐鼓圆。它通过改变光线的折射率达到看远和看近。如果一本书离你很近，字体又小，要看清楚它，晶状体就会自动变厚，向前凸出。反之，它会变得很薄。晶状体的四周长满悬韧带，正是这些悬韧带将晶状体牢牢固定在眼球内。悬韧带与睫状肌相连，睫状肌可以收缩和舒张。

玻璃体是一种半胶状物质的透明体。光线就是通过这些物质到达视网膜的。玻璃体的主要成分是水，刚好填充了整个眼球后部，有了它才能使眼球经常保持球形。

眼睛的第二部分叫作眼副器，有眼睑、结膜、泪腺和眼肌等。眼睑就是常说的"眼皮"，位于眼球前方，分上眼睑和下眼睑，上、下眼睑能互相接触到的部分叫睑缘，两个睑缘之间露出眼球的缝隙叫睑裂。眼睑的边缘生有像秧苗一样的睫毛。灰尘扬起时，你眯起眼睛，睫毛就自然而然地把它们过滤出去而让光线顺利通过。如果说眼睛是心灵的窗户，那么眼睑就像心灵的窗帘，用来防御外来异物进入眼睛。

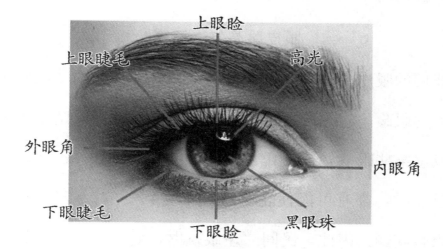

结膜是一层薄且光滑、透明的薄膜，里面充满血管，它覆盖在眼球的前面和眼睑的后面，经常保持湿润，用于减少眼球摩擦，便于眼球移动。

眼球的外上方有一个像小手指头大小的腺体，叫作泪腺。当我们眨眼睛时，眼睛会分泌一种腺液以湿润并清洗角膜。当眼睛受到刺激或情绪激动时，泪腺会分泌出眼泪。专门负责把眼泪排出去的东西叫泪管。当泪管来不及排除这些眼泪时，人就会泪流满面，这就叫哭泣！眼泪中含有能够溶解细菌的酶和免疫球蛋白 A，能起到清洁和杀菌作用。

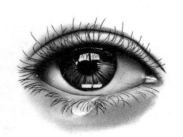

眼肌在眼眶内，附着在眼球表面和上眼睑，能转动眼球和调节眼睑的开闭。

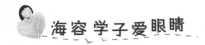

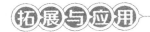

眼皮跳是怎么回事?

我们的眼皮有时会突然连续跳动，这种现象叫"眼睑震颤"。因为人的眼睑内有一条很薄的肌肉叫轮匝肌。当眼睛受到强光刺激，或患某些眼病，或滴缩小瞳孔的药物，或失眠、睡眠不足、用眼过度时，都有可能使轮匝肌纤维受到影响，产生反复收缩，引起眼睑震颤。因此，民间"左眼跳财，右眼跳灾"的说法并无科学依据。如果眼皮偶尔跳动几下，只要注意适当休息，该现象很快就会消失；如果眼皮经常跳动且跳个不停，就需要到医院治疗。

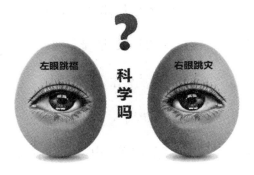

泪水为什么是咸的?

你用舌头试着尝一尝泪水的味道，发现是咸的。原来在我们的眼泪中，水分占 99%，固体占 1%，而这 1% 的固体里面多半是盐。盐广泛分布于人体的血液和体液中。眼泪是用血做原料，由泪腺加工制造出来的，而盐在血中占 0.9％，在泪水中占 0.6％。所以当泪水落到嘴里，自然就有咸味儿了。

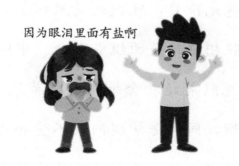

因为眼泪里面有盐啊

（二）眼睛是怎么看东西的

认识了眼睛的家族后，让我们来了解一下眼睛是怎么看清楚物体的。

我们都照过相，知道在拍照时，需要调节镜头的距离，使所照物体的图像通过镜头的折射清晰地映在底片上。同时要根据光线亮暗调节光圈来控制进光量。

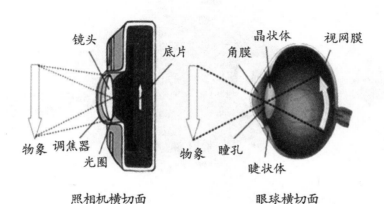

照相机横切面　　　　　　　眼球横切面

　　我们的眼睛之所以能够看清物体，与照相的原理基本类似。如果把眼睛比作一台结构复杂、功能齐备的照相机，那么角膜就是照相机镜头前的滤光镜片，巩膜就是照相机的外壳，它们都起保护作用。虹膜是照相机暗箱的组成部分。中间的瞳孔就是照相机的光圈，遇到强光照射瞳孔会缩小以调节进入眼睛的光线量，使产生的物像更清晰，同时保护视网膜不受损害。光线暗时，瞳孔变大，使视网膜照常工作。后面的晶状体就是变焦镜头，通过调焦使人眼看清由远到近不同距离的物体。视网膜就是照相机的底片。当外界物体反射出来的光线通过角膜、瞳孔和晶状体进入眼球，在眼球底部的视网膜上形成一个物象，这个物象的光刺激到视网膜中的感光细胞，感光细胞将这一刺激信号通过眼球和大脑的桥梁——视神经传到大脑皮层的视觉中枢，人就看到物体了。

　　也就是说，看见物体的这个过程最终是在大脑中完成的。

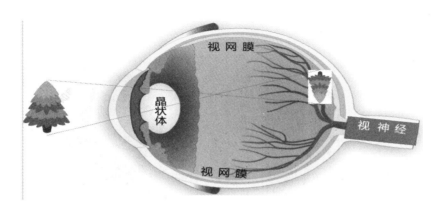

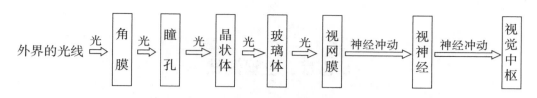

外界的光线 → 光 → 角膜 → 光 → 瞳孔 → 光 → 晶状体 → 光 → 玻璃体 → 光 → 视网膜 → 神经冲动 → 视神经 → 神经冲动 → 视觉中枢

我们的眼睛为什么能够看见绚丽多彩的外部世界，欣赏图画，观看彩色电影、电视呢？这是因为它还有另一个神奇的功能——识别颜色。医学上把这种识别颜色的能力叫作色觉。

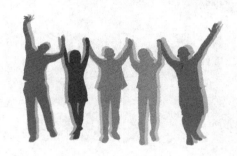

拓展与应用

视锥细胞与视杆细胞

人眼视网膜上有两种感光细胞。一种是专门感受强光和颜色的视锥细胞，所以我们白天看到的世界是色彩斑斓的；到了晚上，视锥细胞就不工作了。要看清物体，需要另一种无法感受颜色的视杆细胞，这时，我们看到的就是一个颜色单调的黑白世界。

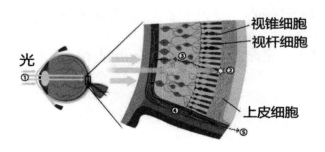

光
① ② ③ ④ ⑤
视锥细胞
视杆细胞
上皮细胞

色盲、色弱测试

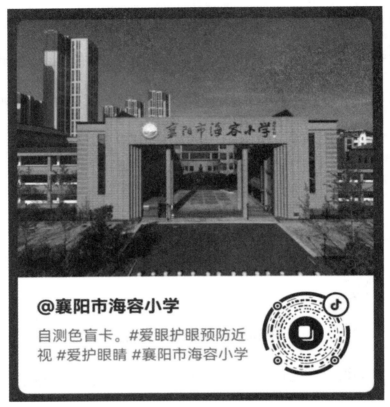

@襄阳市海容小学

自测色盲卡。#爱眼护眼预防近视 #爱护眼睛 #襄阳市海容小学

小朋友们，快来扫描二维码进行色盲、色弱小测试吧！

图案中的数字能在 5 秒内读出来说明你的色觉正常；超过 5 秒有可能是色弱；完全分辨不出，有可能是色盲。

（三）眼球是怎么运动的

在戏曲舞台上，我们常常看到旦角演员的眼睛滴溜溜地转动，特别有神；《西游记》里孙悟空的眼睛也总是滴溜溜睁圆环眼。他们是怎么做到的呢？

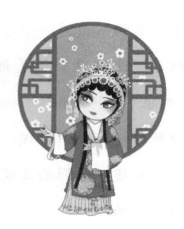

原来，人的眼睛周围共有6条像宽紧带一样的眼肌肉附着，不同的眼肌肉对应不同的部位。其中上、下、内、外各有一条连接着眼球壁，另外两条分布在眼球的上、下位置，分别叫上斜肌和下斜肌。它们都受大脑统一指挥。当人的眼睛要看某一方向物体的时候，它就迅速向大脑发出

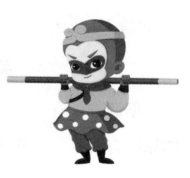

信号，大脑就会向6条眼肌肉下达指令，促使它们互相牵引，协调配合，使眼睛既能看远近，又能左顾右盼、上下运动。如眼睛向左看，大脑就命令左眼外直肌和右眼内直肌互相配合一起收缩，而左眼内直肌和右眼外直肌则一起放松，使左眼眼球移向外，右眼眼球移向内，取得一致方向。

正常情况下，人的两只眼睛总是在一起活动的：同时向上或向下，同时向左或向右，这就是双眼的协调性运动。如果某一条眼肌肉的收缩力量过强或过弱，无法与它的对抗肌肉相平衡，或

者一条肌肉麻痹失去作用，眼球的牵引力也会失去平衡。这时候，眼球就会偏向一侧，两只眼睛要么一左一右，要么一上一下，看的不是同一个方向。因为它们的成像点落在中心凹以外的位置。这种现象就是通常所说的斜视，比如人们平时所看见的"对眼""斗鸡眼""斜白眼"都属于斜视。一般根据偏斜方向分内外斜视和上下斜视。

斜视不仅影响容貌，还有可能导致弱视，严重影响视力，应尽早矫治。

拓展与应用

关于斜视，你了解多少？

据调查，有 $3\%-4\%$ 的小朋友患有斜视。说一说，斜视发生的原因有哪些？怎样才能矫治斜视？

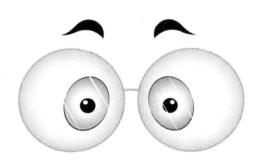

二、眼睛近视我知晓

我们已经了解了眼睛的基本构造和主要功能。那么，有些人的眼睛为什么会近视呢？

（一）近视的定义

我们知道，人的眼睛具有调节功能，但这种调节只在看距离6米以内的物体时才有。6米以外的物体光线在形成物像时，恰好落在视网膜上，就不需要调节，这种情况称为正常眼；如果眼球的前后直径过长，使远处物体的结像不能刚好落在视网膜上，而是落在视网膜前面，导致看不清物体，这种情况称为近视眼。简单说就是只能看清近物，不能看清远物；如果聚焦在视网膜后面，看远近都不清楚，称为远视眼；如果不能聚焦在同一个位置上，称为散光眼。

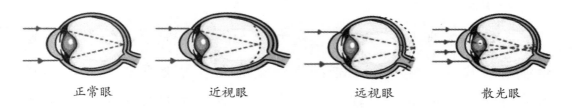

正常眼　　　　近视眼　　　　远视眼　　　　散光眼

近视、远视和散光都是屈光不正的表现。屈光不正是指人的眼睛在调节静止的状态下，外部平行光线经眼球的屈光系统后，不能在视网膜黄斑中心凹聚焦，不能产生清晰成像的病症。发生在儿童青少年中的屈光不正主要为近视。

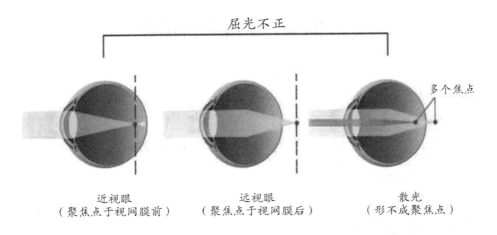

屈光不正

近视眼
（聚焦点于视网膜前）

远视眼
（聚焦点于视网膜后）

散光
（形不成聚焦点）

多个焦点

拓展与应用

阅读世界名著《假如给我三天光明》并谈感想

美国盲聋女作家海伦·凯勒在她那本伟大的自传《假如给我三天光明》中，写下了一段感人至深的话：

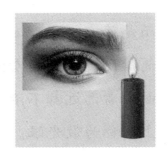

"请你思考一下这个问题：假如你只有三天的光明，你将如何使用你的眼睛？想到三天以后，太阳再也不会在你的眼前升起，你又将如何度过那宝贵的三日？你又会让你的眼睛停留在何处？

我，一个盲人，向你们有视力的人做一个提示，给那些不善于使用眼睛的人提一个忠告：想到你明天有可能变成盲人，你就会好好使用你的眼睛。这样的办法也可使用于别的器官。……不过在所有的器官中，我相信视力最令人赏心悦目！"

阅读上面一段话，谈谈你的感想。

（二）近视的分类

近视通常有三种分类方法：

1. 按照度数不同，可将近视分为轻度近视（300度以下）、中度近视（300度到600度之间）和高度近视（超过600度）。

这里，我们要特别注意避免成为高度近视。因为高度近视发展到一定程度可能引发视网膜裂孔、视网膜剥离、黄斑变性等各种并发症，甚至可能导致失明。

拓展与应用

高度近视的临床表现——

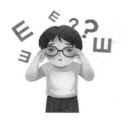

视力下降

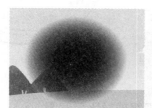

眼前黑影

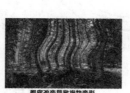

眼底改变导致视物变形

眼底改变

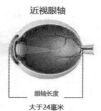

近视眼轴

眼轴长度 大于24毫米

眼球突出

高度近视可能带来如下并发症——

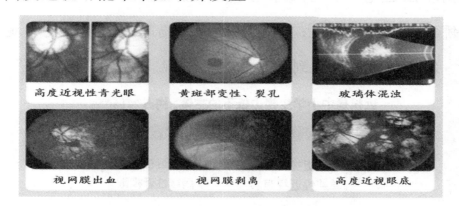

高度近视性青光眼　　黄斑部变性、裂孔　　玻璃体混浊

视网膜出血　　视网膜剥离　　高度近视眼底

2. 按照屈光成分不同，可将近视分为屈光性近视、轴性近视。屈光性近视是指眼球的中轴线即眼轴长度正常，由角膜或晶状体曲率过大或各屈光成分之间组合异常，致使屈光力超出正常范围而引起的近视；轴性近视也叫真性近视，是指眼轴超出正常范围，使视网膜逐渐后移，光线落在视网膜前面，看不清远处物体形成的近视。

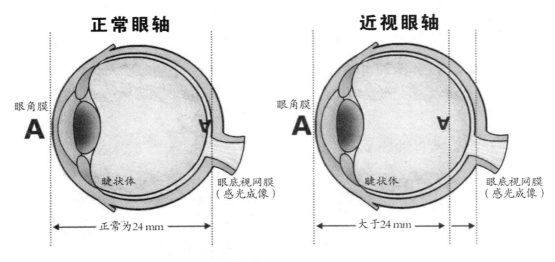

正常眼球与近视眼球对比示意图

3. 按照病程进展和病理变化不同，可将近视分为单纯性近视和病理性近视。单纯性近视是指眼底无病变、用适当镜片可将视力矫正至正常的近视；病理性近视是指眼底出现病变、视功能受损、矫正视力难以达到正常状态的近视。

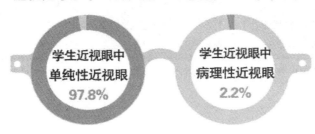

（三）近视的症状

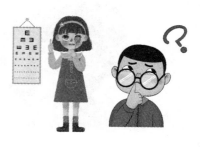

人的眼睛一旦近视，典型症状就是远视力下降。什么叫远视力呢？远视力顾名思义就是指看远处的能力。远视力的标准为裸眼视力大于 1.0，近视力的标准是裸眼视力低于 4.8 或 5.0 以下。远视力下降主要有以下表现：

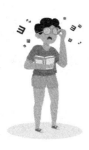

1. 远视力下降，近视初期常有远视力波动。即正对视力表水平距离 5 米处，正常睁眼向正前方注视时视力下降。远处物体看不清楚，但近处物体看得清楚。通常视疲劳、屈光不正、视网膜病变等都会导致远视力下降。

拓展与应用

发现视力模糊怎么办？

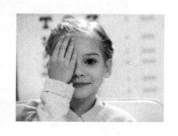

当发现自己看不清黑板上的文字或远处的物体时，可能是近视了。应及时告诉老师和家长，并尽快到医院进行视力检测，做到早发现、早诊断、早矫正，防止近视进一步加重。即使能看清远处的物体，也存在发生单眼近视的可能性。平时可交替闭上一只眼睛进行自测，以便发现单眼近视，及时矫正。避免双眼视力差对眼睛造成更大伤害。

2. 看远处物体时不自觉地眯眼、歪头。

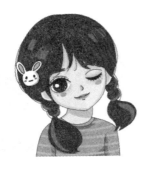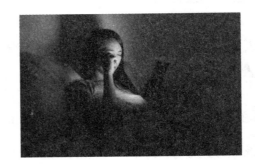

3. 部分近视未矫正者出现视疲劳症状。

4. 近视度数比较高的人，除远视力差外，常伴有夜间视力差、飞蚊症、漂浮物和闪光感等症状，并可发生不同程度的眼底改变。

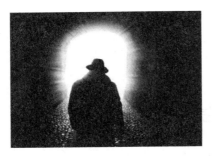

夜间视力差

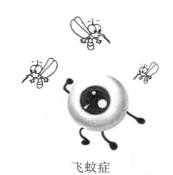

飞蚊症

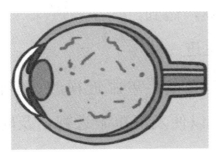

漂浮物

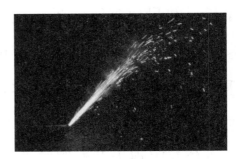

闪光感

（四）近视的原因

近视形成的原因通常有先天和后天两个方面：

1. 先天原因。主要由遗传因素引起。父母近视的青少年发生近视的风险明显增大，而且与父母近视的度数呈正相关。对于高度近视，尤其是病理性近视者，遗传因素的作用更为明显。如果父母双方高度近视，其子女近视的发生率在不受干预的情况下超过90%。因此，近视的父母更应该注意让孩子避免容易发生近视的环境因素。

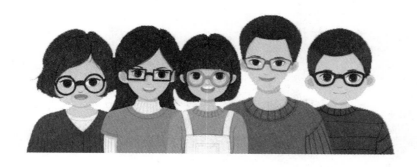

2. 后天原因。主要由下列因素引起：

（1）长时间、近距离、不间断用眼。这是被公认为影响近视发生发展的危险因素，与近视的发展呈正相关。比如久坐不动的生活方式，长时间、近距离、持续盯着智能手机、平板电脑和电视等电子产品的屏幕，是近视的诱因之一。除了近距离用眼外，近距离用眼持续时间超过45分钟、阅读距离小于33厘米等也是导致近视的重要因素。

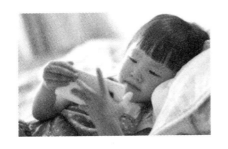
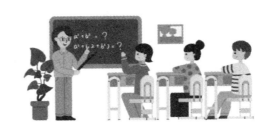

（2）户外活动时间过少。大多数近视是在眼球的发育期接受的户外光照不足导致的。因此，户外活动少的孩子更易患近视。据调查，我国有 67％ 的青少年学生每天户外活动时间 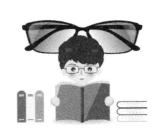 不足 2 小时，29％ 的学生不足 1 小时。长时间"宅"在室内，缺少户外活动，会增加近视风险。

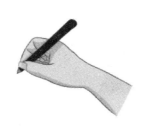

（3）不良的读写习惯。长期形成的不良读写习惯也可能导致近视。如歪着头写字、握笔时指尖距笔尖太近（小于 2 厘米）、读写坐姿不端正，经常在行走、坐车或躺卧时阅读等，具有这些不良行为习惯的青少年近视患病率较高。

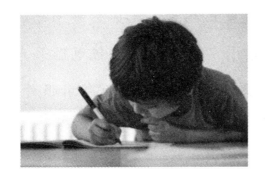
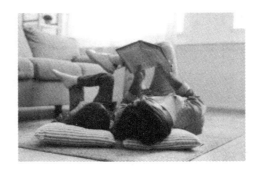

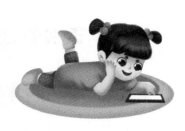

（4）采光照明不良。读写应在采光良好、照明充足的环境中进行。光线过强，如阳光照射书面等，会引起眩光刺激眼睛，难以看清字体；光线过弱，灯光照明不足，眼睛不能清晰地看清书本上的字，头部就会向前，凑近书本，时间长了会视觉疲劳。因此，眼睛的调节过度或痉挛都容易形成近视眼。

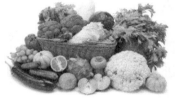

（5）其他。近视发生发展的其他环境因素可能还包括营养、睡眠时间、微量元素等。

拓展与应用

你知道吗？偏爱甜食也会影响视力

甜食吃多了会造成体内维生素 B1 缺乏，增加患近视的概率。所以，我们平时要尽量少吃甜食，适当多吃些含钙、锌、铬与维生素 B1 丰富的食物，比如粗杂粮、黄豆、芹菜、海带、瘦肉、鱼虾及水果等。

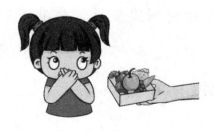

（五）近视的危害

目前，我国儿童青少年近视率高居世界第一，其中小学生近视率接近 40%。近视低龄化、重度化日益严重，已成为影响儿童青少年生长发育和国民健康的重大公共卫生问题之一。对于儿童青少年来说，近视主要有下列危害：

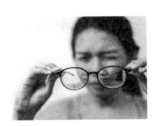

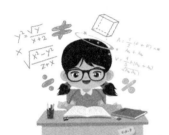

1. 影响正常学习和生活。除了给日常生活带来很多不便以外，近视还容易造成视力下降、眼睛干涩疲劳、注意力不集中、头晕等，影响正常学习、生活和身心健康。

2. 影响未来的职业选择。有些专业和工作对视力有严格要求，近视有可能影响升学和择业。比如空军招收飞行员的标准是双眼裸眼视力 C 字表均在 0.8 以上，激光手术矫正的情况不允许报考。

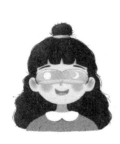

3. 增加视网膜病变等并发症的风险。高度近视会导致视网膜变性、裂孔、脱离、黄斑病变等并发症，造成不可逆的视力损伤，严重的可导致失明。

拓展与应用

近视能治愈吗？

受利益驱使，目前市场上一些机构宣称他们可以"治愈近视""降低近视度数"，推销所谓的"近视治疗仪"。还有的说中医、针灸、按摩等能治愈近视……截至目前，医学上还没有治愈近视的方法。只能通过科学的矫正、改善用眼习惯等避免近视加重。因此，不要相信这些虚假宣传！

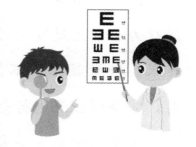

还有人认为，手术可以治愈近视。这种认识也是错误的。人一旦得了轴性近视，眼轴就会拉长成为一个椭圆体。做手术只是通过改变角膜的聚光性，把光线聚焦到视网膜上，让患者看清物体。但并不能改变整个眼轴结构。手术和戴眼镜一样并未改变近视眼的本质，只是对近视做矫正，而不是治愈。近视一旦发生就无法被治愈。

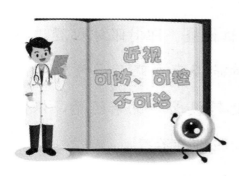

何况，近视手术需要到医院经过严格检查后才能进行。有些人不适合做手术。近视早期还是得科学合理去防控和矫正。

（六）近视的诊断

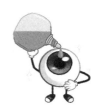

日常生活和学习中，同学们一定要密切关注自己的视力与屈光发育情况，预防近视发生。当你出现了眯眼、频繁眨眼、不停地揉眼睛、皱眉等异常情况时，需要到医院进行全面的眼科检查，做出正确诊断。

近视的诊断主要采取以下方法进行：

1. 视力检查。小学生每年应进行2—4次视力检查。目的是检查黄斑区的视功能。即用远视力表检查远视力，再用近视力表检查近视力。近视眼患者的远视力不好，而近视力好。

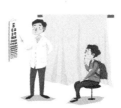

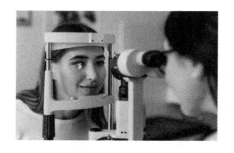

2. 眼位检查。即对眼球位置进行检查。查看是否存在眼位异常，判断是否存在隐斜视或斜视等问题，以便及时采取措施进行治疗。

3. 裂隙灯检查。即使用裂隙灯显微镜检查眼睑、睫毛、结膜、角膜、瞳孔、晶状体等前房结构是否有病变，看前房深度及晶状体是否脱位，是否满足散瞳验光的条件。

4. 眼压检测。即对眼球内容物

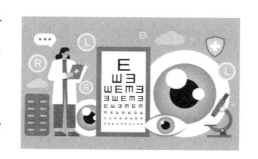

作用于眼球壁的压力进行检测。眼压过高或过低都会不同程度地损害眼的组织和视功能。

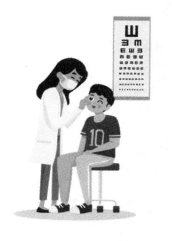

5. 眼底检查。即对眼球后部的玻璃体、视网膜、脉络膜、视神经等进行检查，看有无病变。

6. 眼轴和角膜曲率检查。即对眼轴长度和角膜弯曲度进行检查。眼轴越长越近视，角膜弯曲度越大越近视。这项检查可帮助了解近视进展情况，并为近视矫正方案做参考。

7. 验光。即检查双眼屈光度，帮你找到既能看清物体又舒适的矫正镜片。

8. 双眼视功能检查。即检查双眼协同工作的能力和状态。包括双眼的调节、集合、融像功能。主要目的是查明近视产生的原因，对视

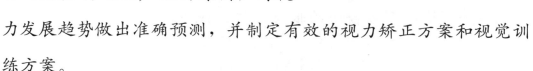

力发展趋势做出准确预测，并制定有效的视力矫正方案和视觉训练方案。

9. 散瞳。顾名思义就是散大瞳孔。因为儿童的眼调节作用很强，而且年龄越小调节作用越强。如果不散瞳，绝大多数儿童的眼睛度数变化很大，会导致验光不准，同时也不便于医生详细了解眼球内部情况。为此，必须用药物使眼睛的睫状肌完全麻痹

而放松紧张，这就叫散瞳。

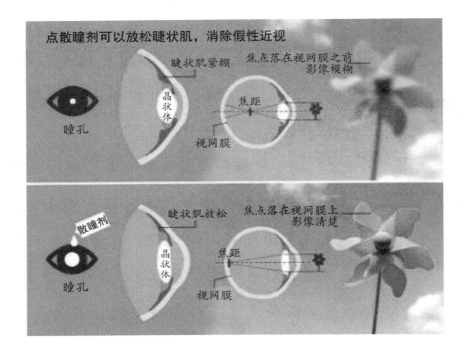

经过上面的专业眼健康检查以后，医生就要根据检查情况为我们建立视力发育档案，定期跟踪视力进展情况。我们要养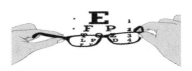成良好的用眼习惯，预防近视发生。一旦得了近视，就要在专业医生指导下坚持佩戴合适的眼镜，防止视力进一步加深。

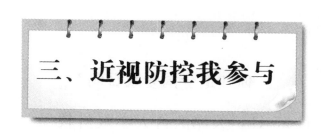

三、近视防控我参与

我们已经知道了近视形成的各种原因和危害。一旦得了近视，将无法治愈，难以逆转。因此，近视的早期预防非常重要。近视防控需要家庭、学校和全社会的共同努力。那么，儿童青少年自身应该如何积极参与近视防控呢？

（一）增强爱眼护眼意识

预防近视最重要的是让自己成为护眼知识的掌握者和监督者。因此，每个同学都要强化"我是自身眼健康的第一责任人"意识，从我做起，从小做起，从现在做起，积极关注自身视力状况。发觉异常时，应尽早到专业医疗机构检查和治疗。

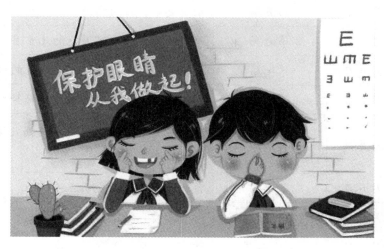

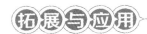

拓展与应用

你知道全国爱眼日吗?

1992 年 9 月 25 日,天津医科大学眼科教授王延华与流行病学教授耿贯一首次倡议在国内设立爱眼日。1996 年,国家卫生部、教育部、团中央、中国残联等 12 个部委联合发出通知,将爱眼日活动列为国家节日之一,并重新确定每年 6 月 6 日为全国爱眼日。

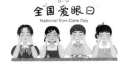

全国爱眼日历届主题一览表

时间	届次	主题
1996 年 6 月 6 日	第一届	保护儿童和青少年视力
1997 年 6 月 6 日	第二届	老年人眼保健
1998 年 6 月 6 日	第三届	预防眼外伤
1999 年 6 月 6 日	第四届	保护老年人视力,提高生活质量
2000 年 6 月 6 日	第五届	动员起来,让白内障盲见光明
2001 年 6 月 6 日	第六届	早期干预,减少可避免的儿童盲症
2002 年 6 月 6 日	第七届	关爱老年人的眼睛,享有看见的权利
2003 年 6 月 6 日	第八届	爱护眼睛,为消除可避免盲而努力
2004 年 6 月 6 日	第九届	防治屈光不正及低视力,提高儿童和青少年眼保健水平
2005 年 6 月 6 日	第十届	预防近视,珍爱光明
2006 年 6 月 6 日	第十一届	防盲治盲,共同参与
2007 年 6 月 6 日	第十二届	防盲进社区,关注眼健康

时间	届次	主题
2008 年 6 月 6 日	第十三届	明亮眼睛迎奥运
2009 年 6 月 6 日	第十四届	关注青少年眼健康
2010 年 6 月 6 日	第十五届	关注贫困人口眼健康，百万工程送光明
2011 年 6 月 6 日	第十六届	关爱低视力患者，提高康复质量
2012 年 6 月 6 日	第十七届	情系白内障患者，共享和谐新视界
2013 年 6 月 6 日	第十八届	汇聚中国梦，2016 年前消灭致盲性沙眼
2014 年 6 月 6 日	第十九届	关注眼健康，预防糖尿病致盲
2015 年 6 月 6 日	第二十届	告别沙眼盲，关注眼健康
2016 年 6 月 6 日	第二十一届	呵护眼睛，从小做起
2017 年 6 月 6 日	第二十二届	"目"浴阳光，预防近视
2018 年 6 月 6 日	第二十三届	科学矫正近视，关注孩子眼健康
2019 年 6 月 6 日	第二十四届	共同呵护好孩子的眼健康，让他们拥有一个光明的未来
2020 年 6 月 6 日	第二十五届	视觉 2020，关注普遍的眼健康
2021 年 6 月 6 日	第二十六届	关注普遍的眼健康
2022 年 6 月 6 日	第二十七届	关注普遍眼健康，共筑"睛"彩大健康
2023 年 6 月 6 日	第二十八届	关注普遍的眼健康

（二）养成良好用眼习惯

孔子说："少成若天性，习惯如自然。"意思是说，少年时代养成的习惯，就如同天生的一样。如果你从小在用眼方面就坚持养成了好习惯，一定会受益终身。那么，我们应该养成哪些好的

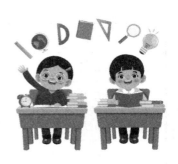

用眼习惯呢？

1. 保持正确读写姿势。小学阶段是度数增长最快的阶段，而正确的读写姿势是预防近视、遏制近视进展的关键。为此要做到：

（1）读书、写字身体要端正。读写姿势尽量保持"一尺一拳一寸"：眼睛离书本一尺（33—35 厘米左右），胸部离桌子一拳，手指离笔尖一寸（3 厘米左右）。

写字姿势口诀图

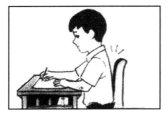

写字时，坐端正，腰挺直

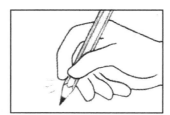

利用拇指、食指、中指来执笔

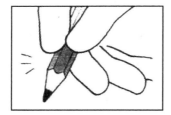

离笔尖三公分，笔尖轻轻靠

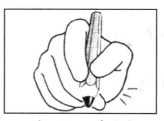

前三指，带笔走

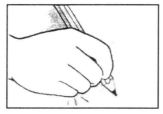

后两指，要稳定

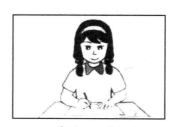

两肩平，放轻松

（2）写字时执笔角度要合适。用铅笔、钢笔写字时笔杆与纸面的角度在 40—50 度之间；用毛笔写字时力求笔杆直立。

（3）看书姿势要正确。不歪头或躺着看书，走路时不看书，不在晃动的车、船上看书。

2. 近距离用眼要控制。读书、写字、玩手机、打游戏、看电视、操作电脑等时间不能过长，应控制在 40—50 分钟以内。课间应休息一下眼睛，到教室外活动、凭窗远眺（6 米）或闭目养神 10 分钟，使眼部肌肉放松，能有效缓解视疲劳。

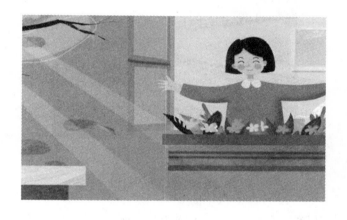

20-20-20护眼法则：

每用眼20分钟休息20秒以上，向20英尺（约6米）以外的草地、绿叶或其他物体眺望，不眯眼、不眨眼。

看所有近距离的东西，如看手机、读绘本、搭积木等，都可以遵循这个护眼法则。

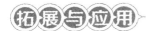

拓展与应用

多看绿色眼睛更舒服

看书、写作业、玩电脑时间长了，眼睛累了，眺望一下远处的青草和树木，你会有一种神清气爽的感觉。因为青色和绿色对光线的吸收和反射比较适中，不仅能吸收强光中对眼睛有害的紫外线，还能减少因强光对眼睛所产生的伤害。因此多看绿色确实比其他颜色更加舒服，视觉疲劳也容易得到缓解。

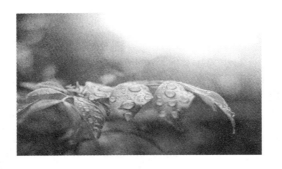

室内模拟远眺图

如果室内不能远眺，可以模拟远眺。方法是：用不低于 20 秒的时间，让你的视线从"室内模拟远眺图"的外圈逐步向内圈缓缓移动，以缓解视觉疲劳。

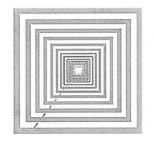

3. 认真规范做眼保健操。眼保健操是针对造成近视眼的原理，运用推拿、针灸、穴位按摩等方法综合而成的预防近视眼的一种保健操。它通过按摩穴位处的经络，引起条件反射，消除眼晴调节和集合的紧张，恢复调节和集合的功能。这种作用在中医上叫作"疏通经络，调和气血"。做操时应注意保持双手干净，闭着双眼，做到穴位准确、手法正确、力度适当、节拍均匀。每天上、下午各做一次眼保健操，这样持之以恒，就能有效预防近视。

拓展与应用

眼保健操要领歌

指甲短，手洁净。前四节，闭眼睛。

遵要求，神入静。后两节，双目睁。

穴位准，手法正。眼红肿，操暂停。

力适度，酸胀疼。脸生疖，禁忌症。

合拍节，不乱行。做眼操，贵在恒。

走形式，难见功。

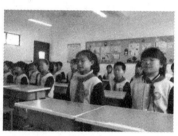

@襄阳市海容小学

特色眼球操和眼保健操示范视频。

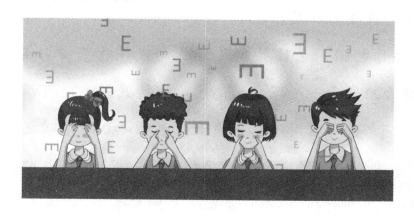

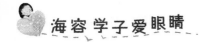

（三）选择适宜视觉环境

良好适宜的视觉环境，对于降低中小学生近视眼的发病率有重要作用。那么，我们应该选择什么样的视觉环境呢？

1. 读书、写字。读书、写字时要有充足的光线，窗户光线及台灯灯光要从左前方射来。不要在过亮或过暗的光线下读写（如太阳直射光线下、傍晚光线不足时）；尽量不用铅芯过细的笔写作业。铅芯要软硬适中，作业用纸要洁净，书写字体不要过小；选择适宜的桌椅读书、写字。桌椅高低与自己身高匹配。桌椅高度差为桌面到椅面距离约等于1/3坐高。

2. 看电视。看电视时，电视机要放在背光的地方；电视的亮度不能过亮或过暗；人与电视机应保持三米以上距离（或保持电视画面对角线5倍以上距离）；电视屏幕的高度应与看电视人的视线平行或稍低一些。

3. 操作电脑。电脑屏幕最好背向或侧向窗户，避免反光；电脑操作台应低于一般课桌的高度，座椅最好高度可调节；电脑屏幕中心应与胸部在同一水平线上；电脑屏幕与眼睛之间距离应不低于50厘米，视线应略低于平视线10—20度；电脑操作间的光线不应太弱或太强（12平方米的房间安装一盏40瓦日光灯即可达到所需的亮度）。

（四）践行健康生活方式

1. 保证充足睡眠。眼睛的发育和视力调节主要受植物神经的支配。如果缺乏睡眠时间，就会直接引起植物神经功能紊乱，导致眼内睫状肌异常收缩，使眼轴变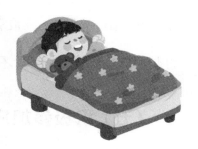长，形成近视。因此，睡得少，视力差。睡眠能够解除眼外肌对眼球的压迫，消除睫状肌紧张状态及眼睛疲劳，有利于眼睛肌肉的放松。尤其是在夜间睡眠状态下身体分泌一些物质能够有效预防近视发生。所以，小学生每天需要 10 小时睡眠，才能保证眼睛得到充分休息。睡觉时要关灯，使房间处于完全黑暗中，这样既有助于提升睡眠质量，又可以有效保护视力。

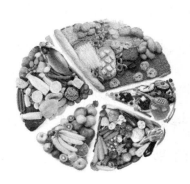

2. 保持均衡营养。儿童青少年处于生长发育阶段，如果身体缺少某种微量元素，就可能导致眼睛发育出现异常，最终诱发近视。所以，千万不要挑食、偏食。少吃糖、少喝碳酸饮料。多喝牛奶，多吃鱼类、水果、绿色蔬菜等有益于眼睛健康的食物，常吃富含维生素 A 的食品如胡萝卜、菠菜、动物肝脏、杏、枇杷等，保证营养全面。同时多食用一些牡丹油、蓝莓、枸杞等护眼食物。

3. 慎用电子产品。视网膜要到 12 岁才能发育完善。在此之前应该尽量少接触手机类电子产品。非用不可的，应科学规范合理使用。课余时间使用电子产品学习30—40分钟后，应休息远眺10分钟。非学习目的使用电子产品每次不超过15分钟。

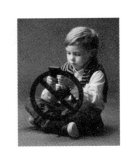

（五）积极参加户外活动

早春的紫丁香成了这孩子的一部分，还有青草，红的白的牵牛花，红的白的三叶草，还有绯鹟鸟的歌声，还有那三月的羊羔和母猪浅粉色的猪崽，母马的幼驹和母牛的初生牛犊……

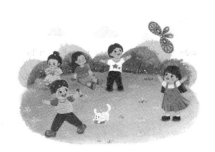

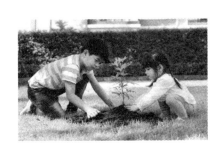

这是著名学者理查德·洛夫在他的著作《林间最后的小孩——拯救自然缺失症儿童》中的一段描写。他在急切而大声地呼吁我们："出去玩吧！"

爱默生说："培养好人的秘诀就是让他在大自然中生活。"同样的，预防近视的秘诀就是多多参与户外活动。因为户外的光照强度比室内高很多。在户外强光的照耀下，可以让眼球产生一种叫多巴胺的物质，而多巴胺能够强烈抑制近视的进展。因此，每周参加中等强度体

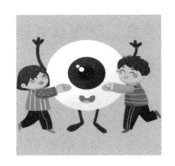

育活动 3 次以上，每天坚持 2 小时的户外活动，让眼睛经常沐浴在大自然光线下，可以有效降低近视率。下列户外活动我们应该经常参加：

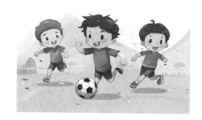

1. 球类运动。比如乒乓球、羽毛球、网球、篮球、足球等。尤其是在我国被称为"国球"的乒乓球。打乒乓球既要"手急"更要"眼快"。两只眼睛以球为目标，不停在上下、左右、远近调节和运动，使睫状肌和眼球外肌交替收缩和舒张，眼神经机能提高，能够促进眼球组织的血液供应和代谢，改善睫状肌的紧张状态，有效调动眼睛的调节能力，消除或者减轻眼睛疲劳。所以，乒乓球运动员里近视的人很少。

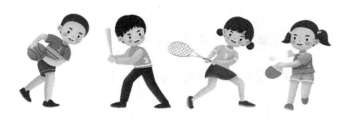

2. 放风筝。放风筝也是一种回归大自然的最佳户外运动。在放风筝时需聚精会神地盯着远处高空的风筝看，能有效调节眼部肌肉和神经，消除疲劳，保护和增强视力。

3. 徒步登山。徒步登山除了能够锻炼身体外，还能够保护视力。登山途中，眼睛既要看清脚下的山路，

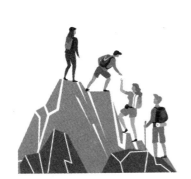

又要远眺无边的风景，通过远近的调节就能够放松眼部。同时，绿色植被也能够使眼睛得到放松与休息。

此外，户外跳绳、转呼啦圈、唱歌、散步、跑步等，甚至

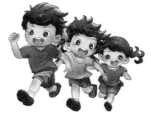

在户外上课、看书、学习也能起到保护视力的效果。因此可以说，户外活动是最简单、最有效也是最经济的一种预防近视的活动。

拓展与应用

间歇性户外活动与连续性户外活动哪个好？

一项针对中国台湾的 571 名 7—11 岁学生的实验研究，要求课间休息都必须到户外去（间歇到户外）（20 分钟×4 次/天）。一年后，这些学生近视的累积发病率为 8.4%；而没有进行间歇性户外活动的学生近视的累积发病率为 17.65%。

通过这项实验，你能得出什么结论？

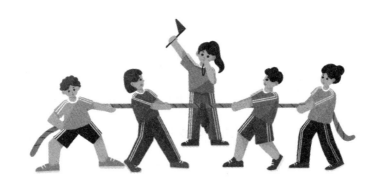

（六）建立屈光发育档案

我们上学都有一个学籍档案，它记录着学习的基本情况。同样，有一种档案专门记录人眼健康信息的，比如你的裸眼视力、眼轴、角膜曲率、眼压、屈光状态等，这个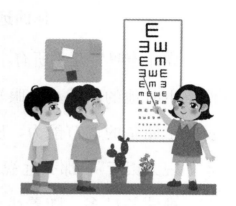叫屈光发育档案。它有利于我们及早发现眼屈光异常，筛选出近视眼"胚子"，为每位建档儿童"量眼定制"预防和干预方案以及需要重视的相关问题，更有效防控近视（见下表）。

青少年眼屈光发育档案简表（样表）

基本信息						
姓名		性别		出生日期		
屈光发育检查信息						
检查日期	右眼			左眼		
	视力	验光结果	眼轴	视力	验光结果	眼轴

你的远视储备还有多少?

你知道吗?几乎所有小孩刚生下来的时候都是远视眼。因为刚出生时他的眼球小、眼轴短,属于典型的"生理性远视"。它反映了储备的调节能力,所以也叫"远视储备"。假如眼睛是一家"视力银行",那么远视储备就是里面所存的"金额"。人出生时远视储备最多,随着生长发育,眼球逐渐增长,眼轴慢慢变长,远视储备逐渐减少,视力渐渐从远视变成正视。这时候如果不注意保护视力,远视储备消耗过快,里面的储备金额会被严重透支甚至用完,眼轴增长速度太快,就会形成近视。因此,远视储备是"对抗"发展成为近视的缓冲区。

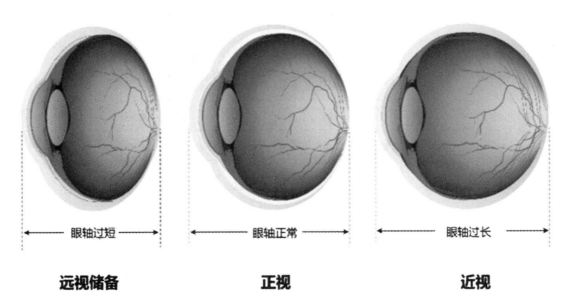

眼轴过短	眼轴正常	眼轴过长
远视储备	**正视**	**近视**

大多数七八岁前儿童还会有远视储备余额。一般到成年时,远视储备刚好消耗完毕或略有结余。所以,日常生活学习中,我

们要科学用眼、合理用眼，使远视储备尽量在参考值范围内。同时，建立个人屈光发育档案，随时了解远视储备的"账户余额"，做到合理规划"开支"。

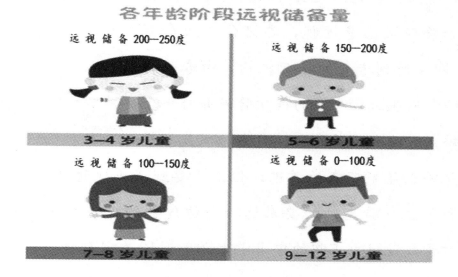

远视≠远视储备

远视储备是视觉发育正视化过程中的远视状态。儿童时期出现轻度远视就是远视储备，这是正常的。但远视度数过大，导致光线聚焦在视网膜后面，远近都看不清楚，就

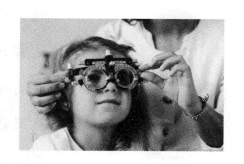

成了远视。平时要注意用眼，多休息，避免造成视疲劳，出现远视情况。

（七）佩戴合适矫正眼镜

当你的远视储备不够或者裸眼视力下降，视功能出现异常的时候，建议尽快到正规医疗机构通过专业医生进一步检查。

如果确认已患近视，要记住"三个专业"，即及时到专业的医疗机构，由专业的验光师和医生进行专业的医学验光并给出合理的矫正方法和正确的配镜处方。佩戴框架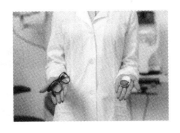眼镜是矫正屈光不正的首选，但是不要到不正规的眼镜店配镜。要遵照医生或验光师的要求选择合适度数的眼镜，并遵医嘱戴镜。对于戴镜视力正常的中小学生每6至12个月到医疗机构检查裸眼视力和戴镜视力，如果戴镜视力下降，则需在医生指导下确定是否需要更换眼镜。

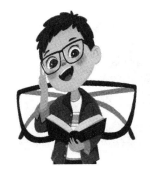

近视儿童、青少年还可以佩戴角膜塑形镜，也就是常说的OK镜来减缓近视进展。这种镜只需夜间睡眠时佩戴，早晨醒来即可取出。白天无须佩戴框架眼镜也能获得清晰的裸眼视力。

不过，佩戴OK镜要慎重。这种镜适合8周岁以上、近视度数低于600度、散光不超过150度、屈光度适合而且眼部及全身无其他疾病的青少年佩戴，而且每隔90天复查一次，还要学会正确的摘戴镜方法。

拓展与应用

眼镜会越戴越近视吗?

　　有些人认为,孩子近视了,能不戴眼镜还是不戴,因为眼镜越戴越近视。其实,近视度数加深与不合理用眼有关,与戴眼镜没有关系。一旦近视,不管度数多少,都要坚持长期佩戴眼镜。否则会加重眼睛疲劳,眼睛的集合能力的调节会失去平衡,影响视力的正常发展,视功能发育受阻,成年后难以矫正,甚至会引起弱视。

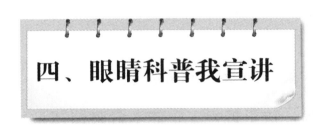

四、眼睛科普我宣讲

我们已经认识了眼睛的基本构造，了解了近视形成的原因和危害，掌握了防控近视的主要方法。接下来，让我们走进襄阳市海容小学眼健康科普教育基地，向大家宣讲眼健康知识吧！

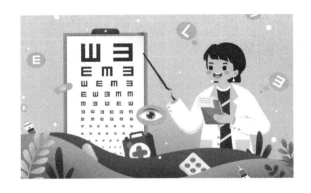

（一）介绍眼健康基地

我们美丽可爱的学校——襄阳市海容小学建于 2019 年 5 月，是一所充满书院气息的现代化公立小学。我国著名教育家顾明远为她题写了校名。

襄阳市海容小学 顾明远题

她像一颗璀璨的明珠镶嵌在襄城区檀溪街双湖路上。

她的建筑以活泼欢快的暖色调——橙色为主。造型新颖，风格独特，气势恢宏。给人以庄严、高贵、典雅之美。人们都说：这是一所让人惊鸿一瞥的学校。

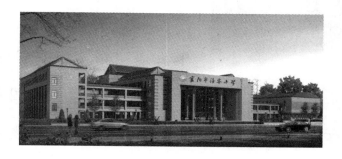

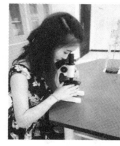
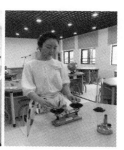
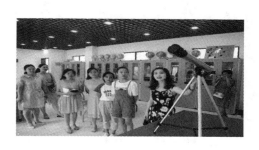
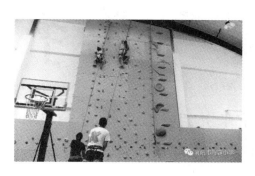

学校占地面积 17500 平方米，建筑面积 9575 平方米，绿化面积 5927 平方米。建有 48 间现代化教室，每间教室配有智慧黑板、视频展台。触摸电视、显示屏、投影仪、空调等设施应有尽有。丰富的人机互动方式结合视听感官，让教和学变得灵动而高效。人们都说：这是一所让人怦然心动的学校。

她配有音乐、舞蹈、美术、书法、电脑、创客、科学实验等专用功能教室，能够满足发展学生素质所需的所有条件。人们都说：这是一所真正发展素质教育的学校。

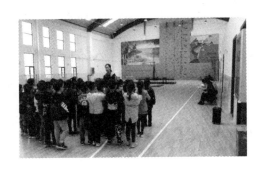

她是全市中小学中唯一一所配建室内体育馆的学校。面积600平方米的室内体育馆，篮球场、排球场、羽毛球场、乒乓球桌、攀岩墙、跆拳道场等体育运动设施一应俱全，且高端大气上档次。室外，按照新国标铺设的塑胶跑道具有安全无异味、有弹性、抓地力强、减震性能强等特点；拥有天然草坪的足球场自然舒展，柔软舒适。人们都说：这是一所让人自由奔跑的学校。

更多的人则感觉：这是一所让人来了就不想走、走了还想再来的学校……

学校以"教天地人事，育生命自觉"为宗旨，秉持"容教育"理念，创建"容校园"，发展"容教师"，培养"容少年"，打造"容品牌"，以"起点高、成长快、后劲足"赢得社会普遍赞誉。

自建校之日起，学校就十分重视学生的眼健康教育，引导学生养成良好的用眼习惯，经常开展一系列爱眼护眼活动。比如每日两次眼保健操，做到手眼并用；队会学习护眼知识，晨读、午诵期间，由小老师示范正确的读写方式；多次开展

教天地人事
育生命自觉

襄阳海容小学惠存

二〇一九年春日 张风途书

爱眼护眼家长培训活动，指导家长关注孩子的视力健康。

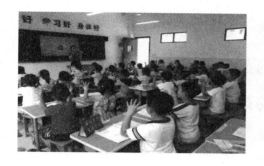
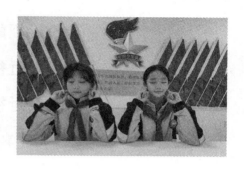

新冠肺炎疫情防控期间，为减轻学生用眼过度，产生疲劳，学校公众号推送的《网络学习怎么保护眼睛？容教师来支招!》文章，提醒学生科学用眼，缓解眼部疲劳，被多所学校转发学习。

2021年4月，学校与襄阳爱尔眼科医院联合建成了全市唯一一所以学校为载体的科普基地——襄阳市海容小学爱尔眼健康科普基地，并正式向全市中小学生开放。

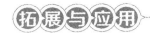

拓展与应用

让没近视的孩子远离近视
让可能近视的孩子迟近视
让已经近视的孩子慢近视

——走进襄阳爱尔眼科医院

襄阳爱尔眼科医院成立于 2008 年，是一家集临床、科研、教学和防盲治盲于一体的大型综合性二级眼科医院。位于襄阳市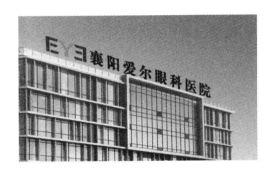樊城区建设路 56 号，建筑总面积 6000 余平方米。医院先后被认定为全国诚信民营医院、湖北优秀民营医院、襄阳职业技术学院教学医院、襄阳慈善医院、襄阳"侨爱心·光明行"定点医院、樊城区眼健康科普基地。建有市民营医疗系统首家专家工作站和医疗供应消毒中心，具备湖北省医保异地就医定点医疗机构资质。

医院的专家团队由襄阳本地专家、爱尔集团专家和全国各地的飞行专家组成。临床主要开展飞秒激光近视治疗、白内障、青光眼、眼底病、斜视、小儿眼科、角膜病、眼表疾病、眼眶病和眼整形及医学验光配镜等专业诊疗项目。同时置有电教室、学术交流中心、病案图书室等教学科研设施。

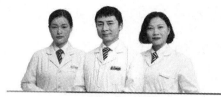

爱尔眼科·泪道科简介

襄阳爱尔眼科医院泪道病科由爱尔眼科集团泪道病学组委员程秀蕃主任领衔，在泪道疾病的诊断、治疗和手术方面有较深造诣。科室率先在省内开展对泪道疾病的规范、系统、专业的诊治，擅长各种泪道微创手术，如：鼻内窥镜下鼻腔泪囊吻合术、现代泪管术、泪道再通术、小儿泪道探通术等，对新生儿泪囊炎、泪道狭窄或堵塞、慢性泪囊炎等疑难复杂泪道手术有丰富临床经验。

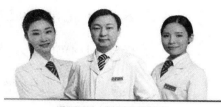

爱尔眼科·眼睑眼眶科简介

襄阳爱尔眼科医院眼睑眼眶科，由从事眼科临床工作十余年，拥有丰富手术经验的龚颖主任领衔，科室发展重视临床实践、科研资料积累和经验总结，可以开展上睑下垂、义眼台植入术、双眼重睑术、睑内翻倒睫矫正术、甲状腺相关眼病、眼睑瘢痕、内眦赘皮矫正术、眼睑肿瘤摘除术、斜视手术等。科室以雄厚的技术力量在眼睑眼眶病领域已达到国内外先进水平。

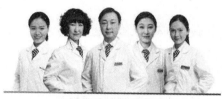

爱尔眼科·小儿眼科简介

襄阳爱尔眼科医院小儿眼科是鄂西北地区较早开设专业治疗小儿眼病的科室，在副主任医师龚鹏、计划的带领下，以良好的服务和医疗质量，全面开展针对小儿弱视、斜视、眼球震颤和近视及成人眼肌病的诊断治疗。小儿眼科在鄂西北地区率先引进4D数字化斜弱视视功能矫治系统，使斜弱视康复更快、更速、更稳，并对非斜视性双眼视觉异常有较好的治疗效果。

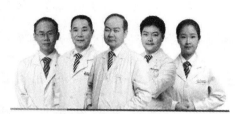

爱尔眼科·角膜及眼表科简介

襄阳爱尔眼科医院角膜及眼表科由秦光勇主任领衔，主治干眼、眼睑肿瘤、各类角膜炎、翼状胬肉等各类眼表疾病，从德国引进OCULUS眼表综合分析仪、OPT优化脉冲光干眼治疗仪，对感染性角膜病、原发及复发性胬肉、复杂干眼等的诊治已达到国内先进水平。

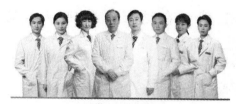

爱尔眼科·眼底病科简介

襄阳爱尔眼科医院眼底病科由赵建敏主任医师带领，能针对年龄相关性黄斑变性、脉络膜息肉样病变、糖尿病性视网膜病变等疾病开展抗VEGF治疗、光动力治疗、全视网膜光凝等国际流行的治疗技术，同时可以开展25G微创玻璃体切割术。对孔源性视网膜脱离、玻璃体积血、糖尿病性视网膜病变、眼外伤、眼内炎等疾病有着丰富的治疗经验及良好口碑。

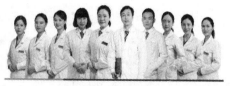

爱尔眼科·屈光中心简介

襄阳爱尔眼科医院屈光（近视矫正）中心是目前鄂西北地区技术全面、设备先进的矫治近视专科之一。2012年，将飞秒激光设备引入鄂西北地区，开启襄阳地区激光治疗近视无刀时代；2014年，将ICL V4C中央孔形晶体植入术引进鄂西北治疗高度近视；2015年12月，引进了世界先进的德国蔡司全飞秒近视激光治疗设备，近视诊疗进入微创、无瓣时代；2017年2月，在鄂西北率先开展"角膜胶原交联术"治疗近视，圆"圆锥角膜近视患者"高清视觉梦，让患光手术无死角。

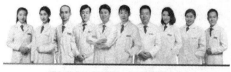

爱尔眼科·青光眼、白内障科简介

襄阳爱尔眼科医院青光眼、白内障专科由科室副主任邱志方领衔，拥有世界先进的手术和检查设备，每年白内障手术量3000多例，对各种复杂白内障尤其是儿童白内障、高度近视并发性白内障、糖尿病并发性白内障、外伤性白内障及晶状体不全脱位等的诊断和治疗有丰富经验。2018年11月引进美国爱尔康LenSx白内障飞秒激光治疗仪，开创鄂西北地区白内障飞秒无刀时代，让白内障手术更安全，更精确，更舒适，更稳定。

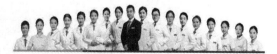

爱尔眼科·视光配镜专科简介

襄阳爱尔眼科医院视光配镜专科是一支拥有验光师7人(国家二级验光技师3名、高级验光员4名)的专业技术团队。科室可开展普通医学验光、儿童睫状肌麻痹验光、视功能检测、分析及训练、医学角膜塑形术、RGP验配、青少年近视预测及防控等项目，让更多患者能够享受到专业、健康的医学验光配镜服务。

　　襄阳市海容小学爱尔眼健康科普基地位于学校南大门旁的文体楼二楼，总面积 1000 平方米，可容纳近千人。设立"科普知识区""科普体验区""互动游戏区""功能设备参观区"和"科普教育报告厅"5 大功能区。其中，科普知识区图文并茂地向你展示科普眼科基础知识；科普体验区通过演示器、模具，让你身临其境体验到光线的奥秘；互动游戏区为全市青少年的综合实践和科普研学旅行提供有力保障；功能设备及眼健康检查区可以系统全面地对眼部相关问题进行检查；科普教育报告厅可用于研学科普讲座、学生家长相关眼健康知识培训等。主题展览馆共设置"序厅""科普教育区——大开眼界""互动测试区——火眼金睛""近视专题区——眼花目乱""健康宣教区——守护'视'界""尾厅"6 个主题展区，展品共计 32 件。在这里，你可以体验与视力有关的趣味小游戏、扮演眼科医生角色、感受科技馆提供的 AR 体感设备带来的奇妙体验，边看边学边玩，在轻松愉悦的氛围中获得丰富的眼健康科普知识。

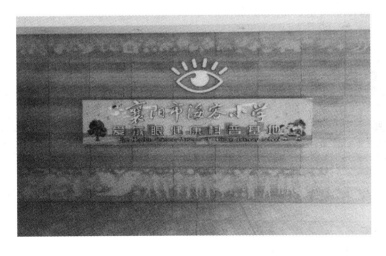

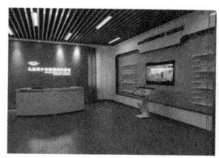

科普基地讲解台

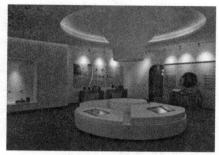

科普智能展示大厅 1

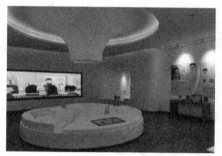

科普智能展示大厅 2

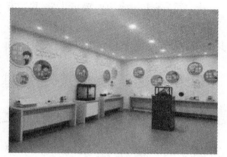

科普展示

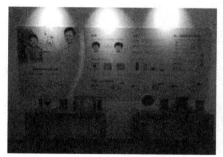

眼科普仪器

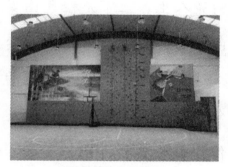

眼健康知识讲座

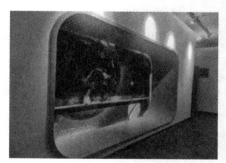

科普展示

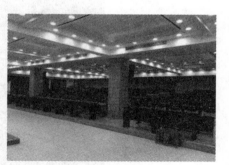

科普讲座厅

（二）宣讲眼健康知识

下面，让我们走进眼健康科普基地，聆听襄阳市海容小学眼健康红领巾讲解员宣讲眼健康知识。

红领巾讲解员1：

大家好！欢迎来到襄阳市海容小学爱尔眼健康科普基地。我是（　　）中队红领巾讲解员（　　　）。

请看，这是眼健康科普基地主题墙：上面是logo。logo设计的意思是以眼睛为主题，周围用竖线条做造型，表示明亮的眼睛，意在让学生通过眼科普基地学习，学会科学护眼，拥有明亮人生。上下是橙色图案，中间是蓝色图案，与我们学校的颜色相吻合。请大家随我继续参观。

这里是眼健康科普基地的"前言"部分。这一部分以图文形式介绍了我国的近视现状以及习近平总书记关于青少年近视防控工作作出的重要指示。

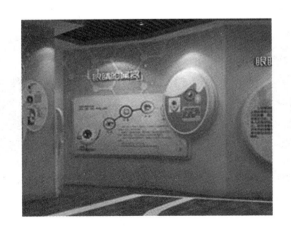

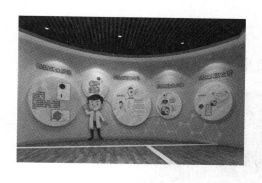

现在请大家随我参观第一个展区：科普教育区——大开眼界。这个展区共设置了8件展品。首先我们来看"眼睛附属器"这个展品。通过图文形式，我们了解人的眼睛附属器包括眼睑、结膜、泪器、眼外肌和眼眶等，它们具有保护、支持和活动眼球的作用。

我们接着往右边看。这一部分内容介绍了眼睛的成像原理。其实，眼睛成像原理和照相机相似。人的眼睛之所以能看到事物，主要归功于眼睛的屈光系统——视网膜、视觉神经和大脑。

生活中我们会出现流泪的情况。其实眼泪是眼睛的洗涤剂，流泪也是眼睛的一种自我保护活动。眉毛和睫毛被称为眼睛的保护神。它们可以防止灰尘、异物、汗水进入眼内。

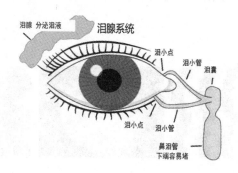

这一部分最后介绍了为什么会出现眼皮跳动的情况。眼皮跳是因为眼周肌肉不自主跃动。多是受到饮食不均衡和睡眠不足的影响，也有部分患者是疾病原因所致。

好了！第一展区内容的宣讲就到这儿了。请大家前往下一站继续听我的伙伴宣讲。再见！

红领巾讲解员 2：

大家好！我是（　　）中队红领巾讲解员（　　）。

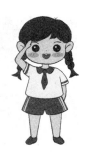

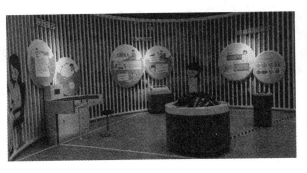

欢迎大家来到互动测试区。本展区内共设置了 7 件展品。在这里，我们可以通过一些小游戏来检测眼睛的机能。首先我们来看"眼见为虚"这个展品。日常生活中有一句话叫作"眼见为实"，就是说人们往往只相信自己所看到的事物。但是眼见真的为实吗？大家看这三幅"神奇"的错觉画。黑白条纹是直线吗？你看到了蓝点还是黄点？花朵真的在转动吗？其实这就叫"视错觉"。

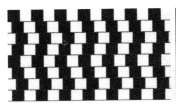 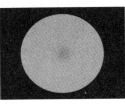 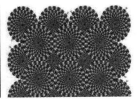

我们在语文课本中学过"两小儿辩日"的故事，说的是孔子到东方巡游，路上遇到两个小孩争论。一个说早晨太阳离人近，一个说中午太阳离人近。这

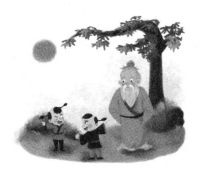

其实就是一个十分常见而有趣的日月错觉：当太阳或月亮接近地平线时，看起来比它位于正空时要大 50% 左右。虽然在这两个位置时太阳或月亮的视网膜投像一样大。

大家平时经常听到的一个词叫"视野"，也叫余光。就是当我们单眼固定注视前方一点不动时，该眼所能看到的所有空间范围，又称人眼的"周边视力"，它表示视网膜黄斑中心凹以外的视觉功能。这里要说的是，青光眼患者的视野会逐步缩小，直到只能看到视野中央范围很小的一部分。所以，我们要尽量防止患上青光眼。

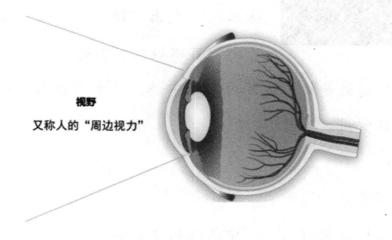

视野
又称人的"周边视力"

下面，让我们一起来体验一下"视野挑战"吧！首先我们坐在座椅上，将下巴放在托架上，目视前方；按下右边按钮，使 LED 灯亮灯数量向两侧递增直到你能看见的最大范围；按下左边按钮，使 LED 灯亮灯数量向中间递减；通过亮灯的数量和数码屏实时显示数字，你就能知道自己视野的宽度。

我们身后的这个游戏装置叫"拍果子"。可以 3 人同时参与。

大家分别站在蓝色、红色和绿色区域前，迅速拍下亮起的按钮。看60秒内能够拍到多少亮起的按钮，电子记分显示的是3人总和。这个游戏可以锻炼我们的反应能力。

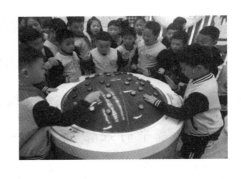

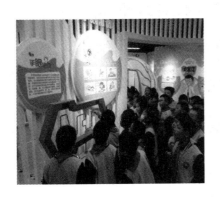

左图这个仪器就是我们的"手眼协调"游戏装置。手握手柄，将圆环从起点移到终点，尽量用最短的时间和最少的触碰次数完成操作。当手柄圆环碰到金属就会发出"滴——"的警示音。这个游戏可以锻炼我们的手眼协调能力。

好了！这就是第二展区内容的宣讲。请大家前往下一站继续听我的伙伴宣讲。再见！

红领巾讲解员3：

大家好！我是（　　）中队红领巾讲解员（　　）。

你现在抵达的是第三站："眼花目乱"近视专题区。本展区共设置了7件展品。请看这里，"近视与弱视、远视、散光是一回事吗？"其实这四种眼问题是有区别的。正视、近视和远视三者的

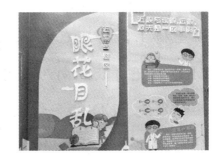

物像聚焦点不同，而散光不能聚焦在一个点上，因此不能形成清晰的物像。

当前，全球近视人口比例快速增加，其中 10—25 岁的亚洲近视人口增长最快，所以我们一定要注意保护眼睛。

人类近视发生的敏感期为出生至 12 岁左右，其中 2—3 岁可塑性最强，4—6 岁以后逐渐减弱，9—12 岁左右敏感期结束。在此期间是逆转近视与弱视的最佳时期。

日常生活中普遍存在着一些有关近视及近视矫正的误区，比如儿童验光需要散瞳，可以分情况选择是否需要佩戴眼镜等。

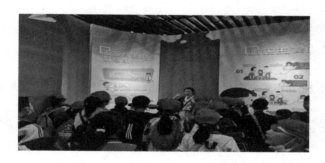

这里向我们展示了高度近视的危害。所以，生活中我们一定要增强保护眼睛的意识。

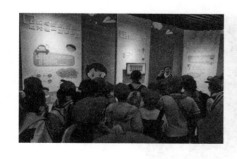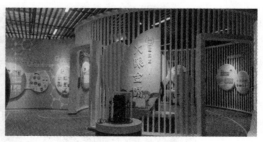

这面墙向我们展示了近视的成因，包括用眼过度、遗传因素、饮食不均衡等。所以说，造成近视的原因是多方面的。

让我们移步到展示墙的背面，这是"视觉暂留"演示器。我们转动手轮来观看小鸟飞入笼中的画面吧！其实这是视觉暂留现象：物体在快速运动时，当人眼所看到的影像消失后，仍能继续保留其影像 0.1—0.4 秒左右的图像。例如，小鸟展翅的动作已通过转轮转走，离开了我们的视野，但因为视觉暂留，我们仍能看到小鸟飞翔的连贯动作。

好了！这就是第三展区内容的宣讲。请大家前往下一站继续听我的伙伴宣讲。再见！

红领巾讲解员 4：

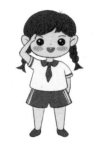

大家好！我是（　　）中队红领巾讲解员（　　　）。

你现在参观的是第四站：守护"视"界——健康宣教区。本展区共设置了 5 件展品。通过刚才的参观，我们知道了近视会造成很多危害。那么，怎样保护视力才能不近视呢？

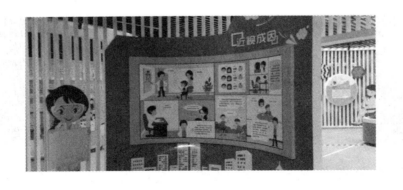

正确的保护自身视力的行为与方法有助于让我们养成健康良

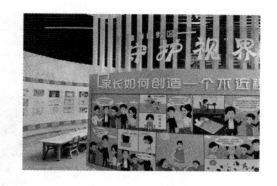

好的用眼习惯。作为家长，应引导孩子养成良好的坐姿，限制孩子使用电子产品的时间，供应合理的饮食以及保障孩子充足的睡眠。作为学生，应该定期做视力检查，出现问题一定要到正规医院做医学验光，切不可听之任之。

来到展示墙的背面，我们可以看到正确的眼保健操的做法。认准眼周穴位，结合正确的眼保健操的操作方法，有助于缓解视疲劳，保护眼睛。我们学校的课间特色眼球操也有同样的效果。

除此之外，部分食物中的微量元素也能起到明目的作用。例如蔬菜、蛋类中的维生素，肉类、粗粮中的蛋白质和钙等都对我们的眼睛有非常好的保护作用。所以，生活中我们一定要均衡饮食。

好了！这就是第四展区内容的宣讲。请大家前往下一站继续听我的伙伴宣讲。再见！

红领巾讲解员 5：

大家好！我是（　　）中队红领巾讲解员（　　）。

这里是第五站。这个展区的主题叫"绘出最美的眼睛"。在这里，大家通过喜闻乐见的涂鸦互动，选择

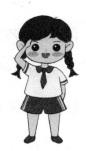

不同的眼睛简笔画，挑选画笔进行涂鸦作画并展示，以便对各种眼睛有清楚的了解。

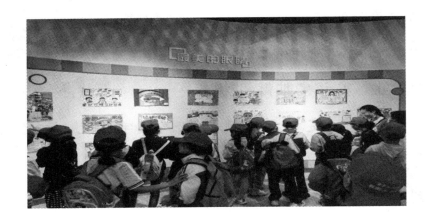

　　通过画画捕捉到善于观察和发现美的眼睛。目光所到之处总能找到缤纷的色彩。一幅幅主题鲜明、色彩明快的眼睛画作，体现了同学们的奇思妙想。

　　好了！这就是第五展区内容的宣讲。请大家前往下一站继续听我的伙伴宣讲。再见！

红领巾讲解员6：

　　大家好！我是（　　）中队红领巾讲解员（　　）。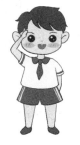

　　欢迎来到第六站。通过上面的环节，我们了解了眼健康知识。现在，请大家参加一个知识竞答活动，即视力健康小擂台：参与者分为红、黄、蓝三队站在造型台后方，按任意按钮启动游戏；在倒计时内，三个队的选手根据问题同时拍打按钮进行抢答；答完10道题目，看三个队的最终得分。

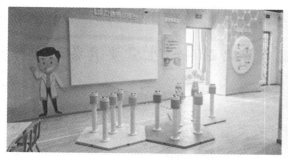
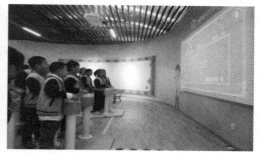

好了，感谢你的参与！请大家前往下一站继续体验。

红领巾讲解员7：

大家好！我是（　　）中队红领巾讲解员（　　）。

欢迎来到第七站。这里是 VR 体验区。进入本区，你可以亲身感受不同疾病带给视力的影响；自己当一回小医生，用眼科仪器为其他同学检查眼睛。在寓教于乐中学习、了解自己的眼睛状况。

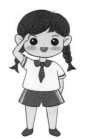

进门右手边设计的是一个 VR 体验区。它帮助我们了解眼科中的五大致盲眼病。请带上 VR 眼镜，来感受五大致盲眼病看到的世界是什么样的，如白内障、青光眼、高度近视、眼底黄斑病变以及糖尿病导致的"网脱"。

现在请移步到后面的长廊。在这里，通过一系列的科普体验设备，你可以在玩的过程中掌握当一名眼科医生需要具备的光学原理知识。

这是光学演示器，它为我们演示光通过不同的介质传播会有不同的变化。

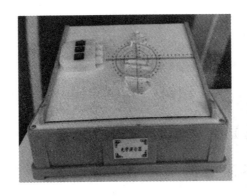

这是时空隧道。它由一个圆筒和一块玻璃组成。圆筒壁上装有灯光，往里面看就是一个很深很深的隧道。

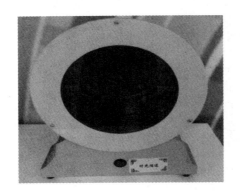

我们来看一下这个玻璃管中间是不是有一堵不透光的"墙"。当把玻璃管倾斜，你会发现，小球轻而易举地穿了过去。这个现象其实是由光的偏振原理形成的。

同学们，我们都看过电影、动画片。你知道它们是怎么完成的吗？其实这是"视觉暂留"原理在起作用：当人眼看物体的时候，光信号传入大脑神经，成像在视网膜上，并由视神经输入人脑。但是当物体移过去时，视神经对物体的印象不会马上消失，而是要延续 1/24 秒左右的时间，人眼的这种性质叫作眼睛的"视觉暂留"。你看到连续两个静止图像的间隔时间小于视神经的反应时间，因此就看到了一幅连续的"动画"。

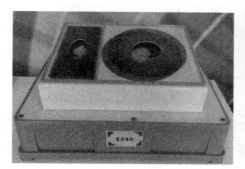
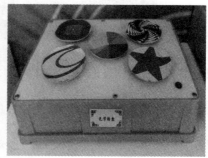
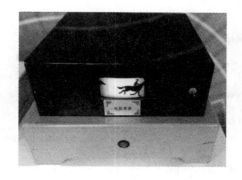

莫尔条纹、光学转盘、电影原理等都是通过"视觉暂留"所产生的一种神奇的光学现象。

近视远视演示器，帮助我们了解眼睛的结构。眼睛就像一台照相机，通过把光线聚集到视网膜成像，视网膜把这个信号传输给我们大脑，我们就能看到物体了。

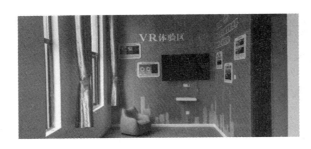

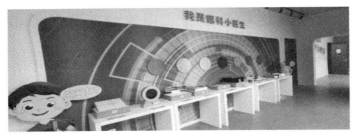

生活中，我们经常会接触到很多颜色的光，但是人眼对红、绿、蓝最为敏感。大多数的颜色可以通过红、绿、蓝三色按照不同的比例合成产生。人眼也是通过光的波长来分辨看到的不同颜色。

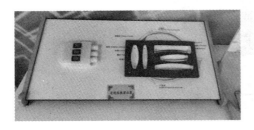
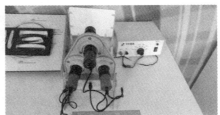

再往前走进入到一个眼健康检查体验区。这些设备可以通过初步检测来对眼睛状况进行一个大概的排查。

结语——

好了！今天的主题展览到这里就要结束了。"知者行之始，行者知之成。"希望大家强化"每个人是自身健康的第一责任人"意识，从自身做起，主动学习、掌握科学用眼、护眼等健康知识，养成眼健康习惯，共同呵护我们明亮的双眼，点亮我们的梦想之光！

（三）参观眼健康基地

襄阳市海容小学爱尔眼健康科普基地从开馆挂牌至今，共接待《襄阳日报》小记者、广电小记者、公益小天使、社区留守儿童等 4000 余人次参观。每周末安排有 1—2 场的参观来访活动，由学校教师志愿者讲解员和红领巾少先队讲解员负责接待，向大家宣讲爱眼护眼知识。科普活动辐射襄城、樊城、周边区县等。武汉江夏区骨干教师团队、湖北文理学院国培学员等也都莅临基地参观学习。

下面记录的是一些参观者的活动体验和感悟。

一次难忘的"眼科之旅"

襄阳市清河口小学三（1）班 张益萌

今天，我们小记者在老师的带领下，来到了位于襄城区海容小学的"眼健康科普教育基地"，来了一场不一样的"眼科之旅"。

一进基地大门，我看见了一台 AR 游戏体验机，我好激动！眼科医生详细地向我们讲解了眼睛的构造、仪器设备的使用方法等等。接下来，老师说要把大家分成两队进行护眼知识"有奖竞猜"。我被分配到了蓝队。我坐在抢答器前，紧张得心都快要跳出来了。我深深地吸了一口气，稳定了一下情绪，认真地听题。当听到"恭喜你，答对了"，我终于舒了一口气。我为我们蓝队争得了 10 分，也为队友赢得了奖品。嘻嘻，每人得到了一支好可爱的笔，好开心呀！接下来我们来到了期盼已久的 AR 体验机前。我选了一个飞机的 AR 体验机，按照老师所教的方法开始操作。首先，我把身体前倾，控制飞机前后飞；然后，把身体左右摆，这是用来控制飞机左右飞行的；最后，双手向前平举让飞机加速。哇！这个体验真的是让我感到无比新奇，仿佛宇航员进入了浩瀚无比的太空……

我们此行的最后一项就是检查视力。有的同学视力不好，都往后躲。我自信满满，检查结果让同伴们都羡慕不已。哈哈！我得意地笑了。

今天的"眼科之旅"，让我们知道了拥有一双明亮的眼睛是多么重要！亲爱的同学们，为了美好的明天，一定要好好爱护自己的眼睛呀！

有趣的 AR 体验

襄阳市清河口小学四（1）班 余浩铭

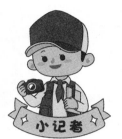

现代科技日新月异，发明层出不穷：5G 网络、无人驾驶、航天技术等都给我们的生活带来新的体验。我们的小记者怀着激动的心情来到了位于海容小学的"眼健康科普教育基地"，近距离感受现代科技的魅力。进入体验馆，里面有非常多的机器，比如 AR 跳舞机、AR 赛车机、AR 切水果机……我最喜欢的还是"士兵逃亡"。我站在机器前面，点击"开始"按钮，游戏就开始了。有一个士兵被敌军追击，而我在游戏中的身份就是这名被追的士兵。我小心地戴上 AR 眼镜，瞬间就穿越到了战争时期。眼看几名敌军士兵向我冲来，我撒腿就跑。不一会儿，前面又出现了一个大坑，我纵身一跃，跳了过去。经过几番周折，最终成功地到达我军营地。在这次体验中，我对虚拟世界有了更直观的了解。相信这一技术在以后会给我们的生活带来更多的帮助。

"爱护眼睛，从小做起"

——襄阳市科技馆"硕博助推青少年科学探梦"

系列活动在海容小学举行（节选）

2021 年 4 月 21 日，襄阳市科技馆在海容小学举行以"爱护眼睛，从小做起"为主题的"硕博助推青少年科学探梦"系列活动，邀请市爱尔眼科专家为学生举办眼健康科普讲座。

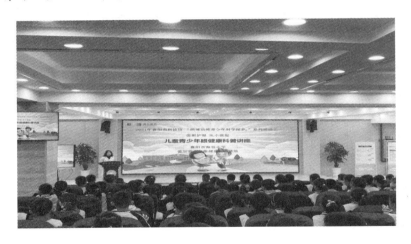

专家指出，眼睛是心灵的窗户，是我们通往绚丽多彩世界的桥梁。对儿童青少年而言，拥有一双健康明亮的眼睛尤为重要。世界卫生组织的研究报告显示，我国青少年近视率居世界第一。青少年近视问题已成为我国亟待解决的重要问题之一。

专家用风趣幽默的语言介绍了眼睛的结构及眼球随年龄增长而发生的变化。结合学生实际，认真细致地分析了近视产生的原因、危害以及预防方法等知识。

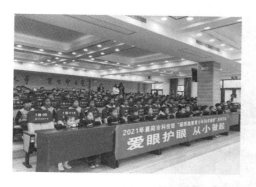

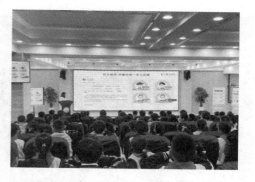

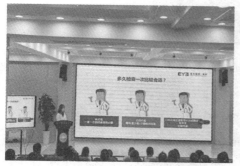

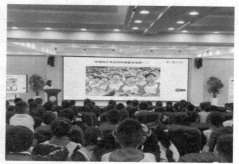

　　在知识竞答环节，同学们踊跃回答专家提出的有关眼睛保护的问题。不少同学因表现优异获得了一份小礼物。

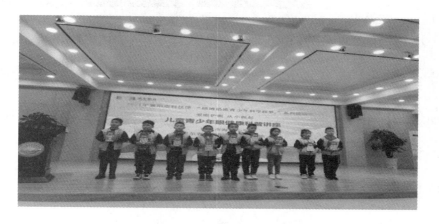

　　讲座结束后，同学们还饶有兴致地参观了海容小学爱尔眼健康科普基地，并现场体验了场馆内的科普项目。

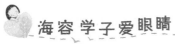
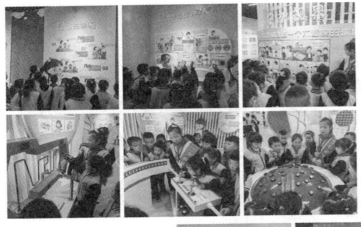

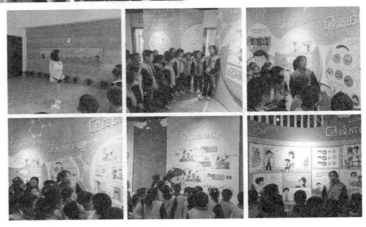

这次活动使我们明白：眼睛是人类心灵的窗户，是人体最重要的器官之一；近视会给我们的生活带来很多危害；预防和控制近视需要树立正确的观念，养成良好的习惯，掌握正确的方法；另外，专业、定期的眼健康检查对于预防和控制近视也具有十分重要的作用。

大家纷纷表示，要从我做起，从生活中的点点滴滴细节做起，改掉不良的用眼习惯，让自己拥有一双明亮、清澈、健康的眼睛。

襄阳市东津新区东津镇中心小学
参观眼健康科普教育基地活动记（节选）

时　间：2021 年 5 月 15 日 9：00—10：30

参观者：襄阳市东津新区东津镇中心小学五年级

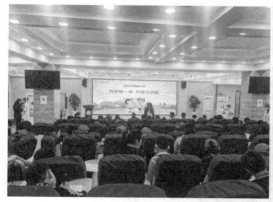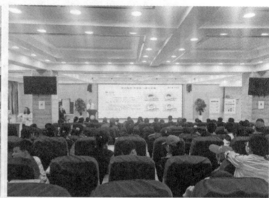

聆听眼健康科普知识讲座

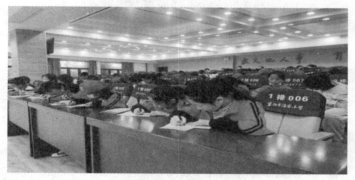

参与问卷调查

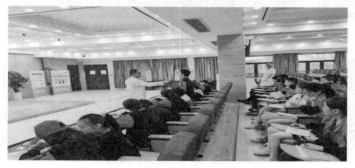

踊跃回答问题

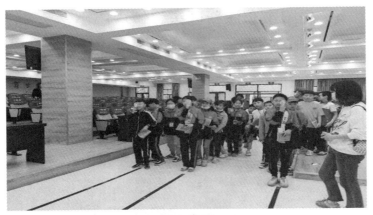

视力检测

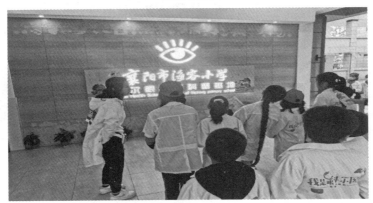

参观基地主题形象墙

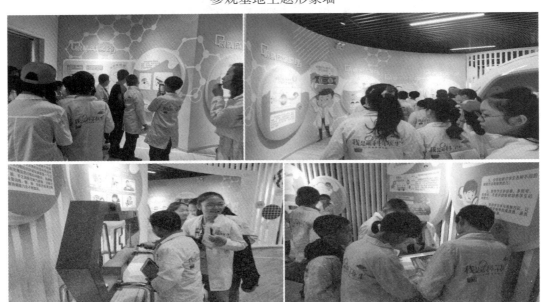

参观科普教育区

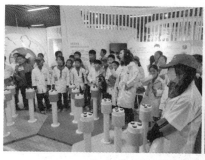
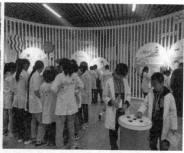

在互动测试区体验小游戏

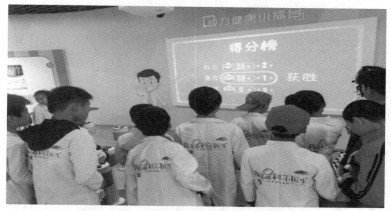

参与视力健康小擂台活动

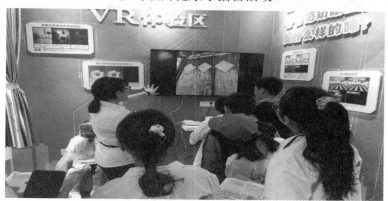

参观 VR 体验区

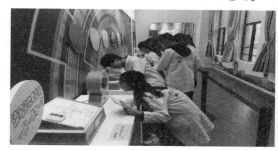
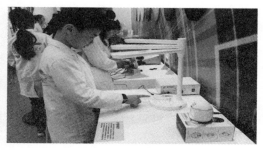

当一回眼科医生

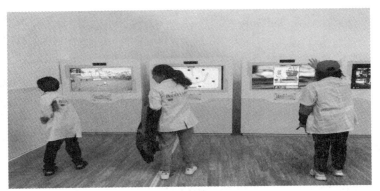

进入 AR 科技互动馆，体验体感小游戏

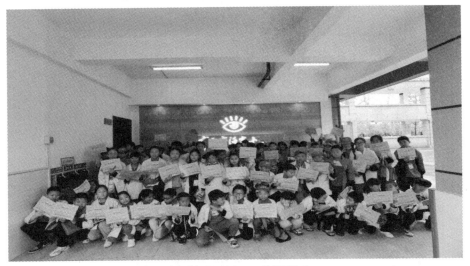

颁发结业证书，合影留念

经过一上午的参观学习，同学们都知道了眼睛的重要性。在轻松愉悦的氛围中获得了丰富的眼健康科普知识。相信在以后的学习、生活中，同学们会更加爱护自己的眼睛！

把梦想点亮 为光明导航

——襄阳市海容小学 2021 年"六六爱眼日"主题活动纪实（节选）

2021 年 6 月 6 日是第 26 个全国"爱眼日"，主题是"关注普遍的眼健康"。为普及科学用眼知识，关注未成年人视力健康，培养学生爱眼、用眼意识，养成正确的用眼习惯，襄阳市海容小学举行了一系列"爱眼日"健康主题宣传活动。

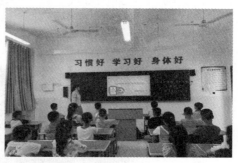

"保护眼睛，预防近视"主题班会

主题班会活动使学生意识到错误用眼习惯是近视的加速器。如不正确的握笔姿势、长时间注视电子产品等都会对眼睛造成伤害。通过"一勤查、二正姿、三户外、四保证"四步法，同学们学会了如何为自己的双眼保驾护航。

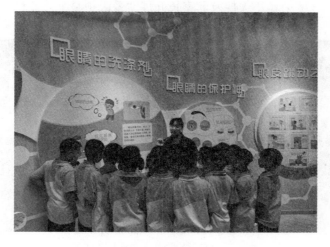

海容小学教师志愿者为同学们进行科普知识宣讲

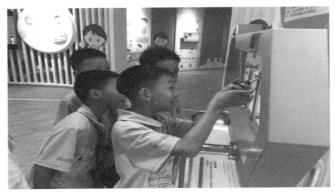

在科普教育区了解有关眼睛的相关知识

　　参与"视觉挑战""一起来找碴""拍果子""手眼协调"等小游戏活动。

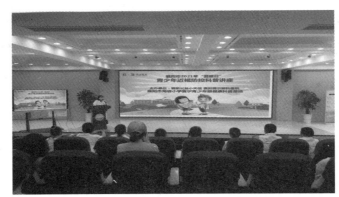

为8—13岁公益小天使及其家长开展"爱眼护眼"公益科普讲座

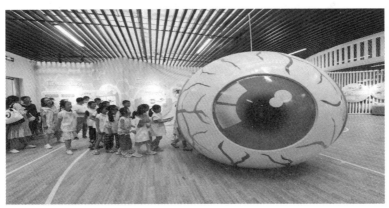

公益小天使参观眼健康科普基地

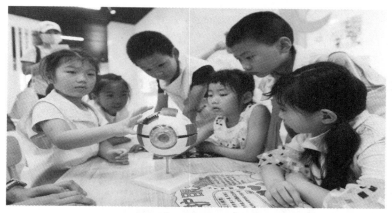

近距离观察眼球构造

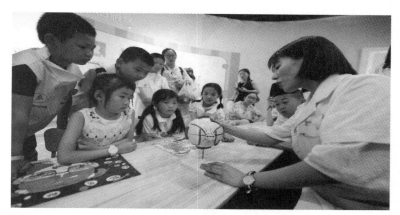

在互动测试区参加小游戏

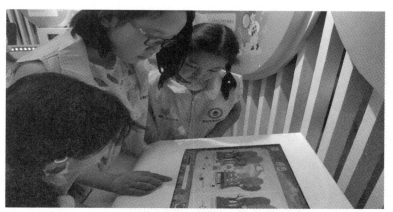

参与"大家来找碴"游戏

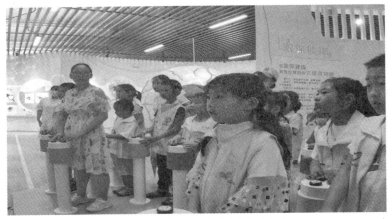

参与"健康知识大擂台"活动

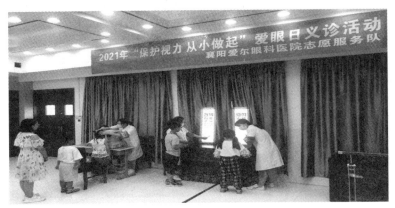

视力测试

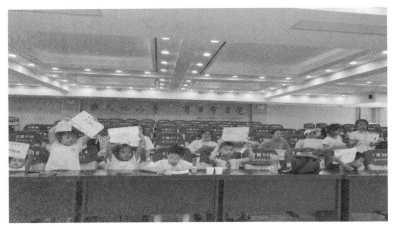

展示"爱眼护眼知识"手抄报

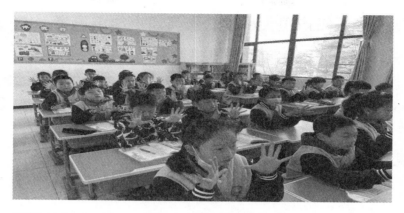

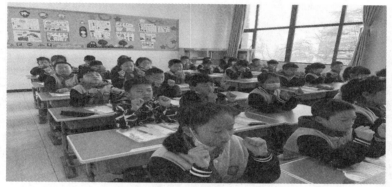

特色眼球操

感悟——

　　缤纷的大地，壮丽的山河，都需要用双眼欣赏。眼睛是最重要的感觉器官，也是人与人沟通的桥梁和窗口。让我们用纯净明亮的双眸记录生活的美好瞬间。

襄阳市恒大小学、清河口小学小记者
参观眼健康科普基地（节选）

时　　间：2021 年 6 月 19 日 9:00—11:30

参观者：襄阳市恒大小学、清河口小学小记者

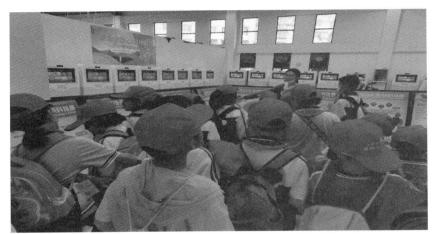

进入 VR 游戏体验区

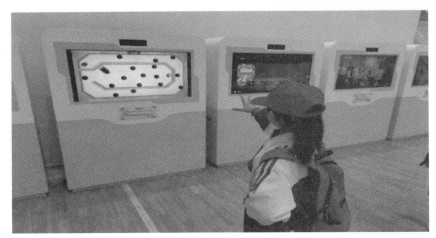

体验三维迷宫

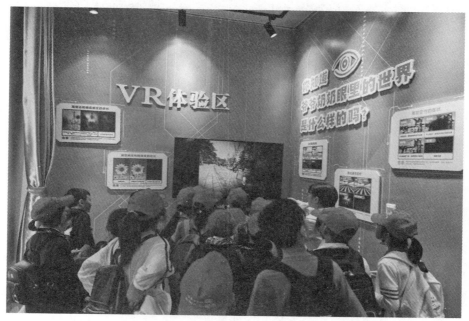

通过 VR 技术体验爷爷、奶奶眼中的世界

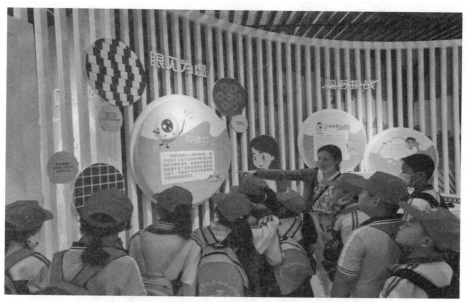

体验"视错觉"

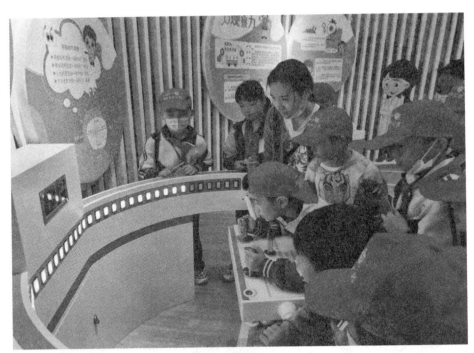

体验"视觉挑战"

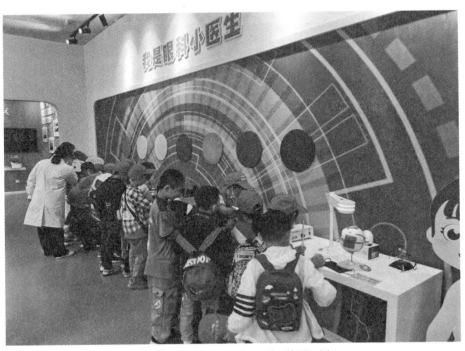

体验眼科仪器，进入眼"视"界

襄阳市高新区二中、四十中小记者
参观眼健康科普基地活动记录（节选）

时　　间：2021 年 9 月 25 日 9:00—11:30

参观者：襄阳市高新区二中、四十中小记者

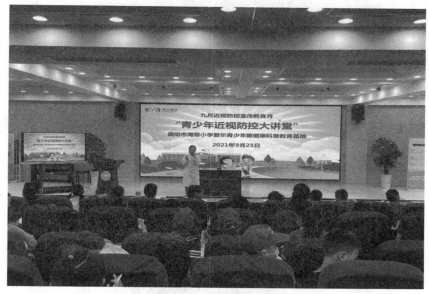

青少年近视防控大讲堂

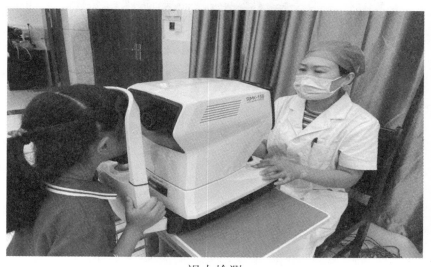

视力检测

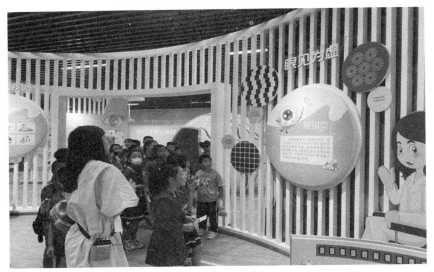

体验"视错觉"

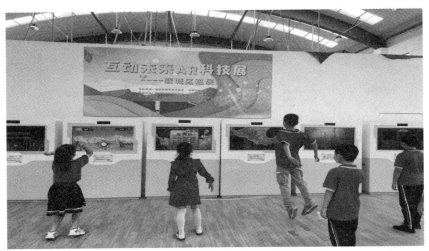

参与体感小游戏

襄阳市万户小学小记者参观眼健康科普基地活动记录（节选）

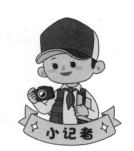

时　间：2021 年 9 月 25 日 15：00

参观者：襄阳市万户小学小记者

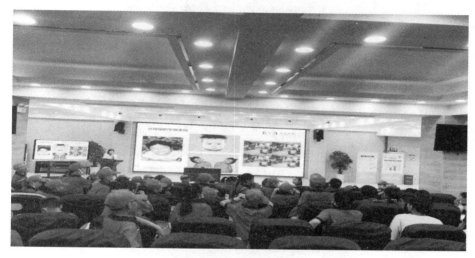

青少年近视防控大讲堂

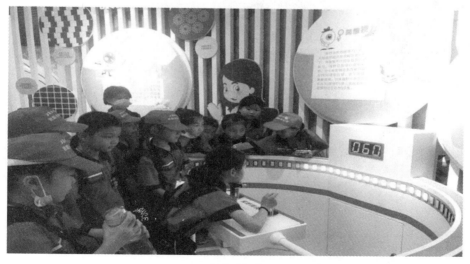

参与游戏

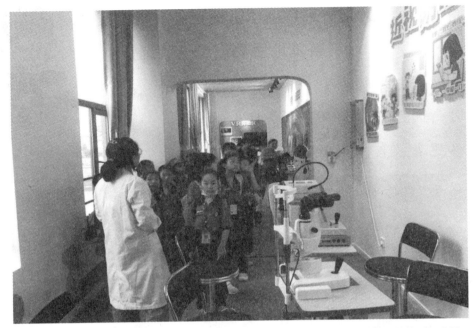

　　通过 VR 体验青光眼、白内障、近视眼以及糖尿病视网膜病变后的危害，认识保护眼睛的重要性

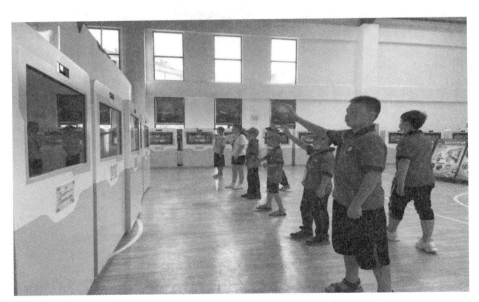

体感小游戏

襄阳市二十六中小记者参观眼健康科普基地活动记录（节选）

时　　间：2021 年 10 月 10 日 9：00—11：00

参观者：襄阳市二十六中小记者

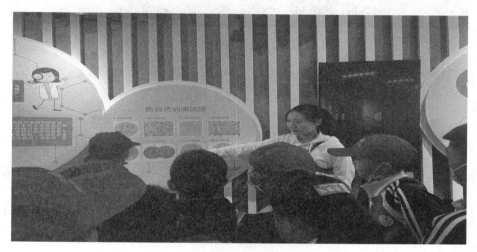

色盲、色弱测试

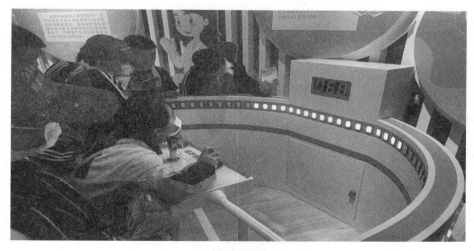

挑战视野

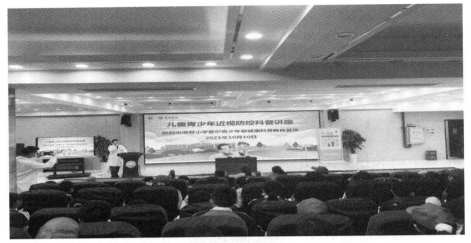

儿童青少年近视防控科普讲座

感悟——

春天"百般红紫斗芬芳",需要我们用眼睛去看;夏天"映日荷花别样红",需要我们用眼睛去看;秋天"最是橙黄橘绿时",需要我们用眼睛去看;冬天"千树万树梨花开",需要我们用眼睛去看……

希望小记者们通过今天的参观学习能时刻把"爱眼护眼"意识铭记于心!

襄阳市襄城区盛丰江华小学小记者
参观眼健康科普基地活动记录（节选）

时　间：2021 年 10 月 10 日 14:30—17:00

参观者：襄阳市襄城区盛丰江华小学小记者

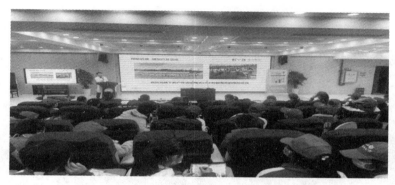

儿童青少年近视防控科普讲座

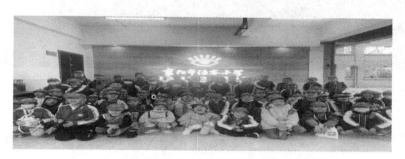

合影留念

感悟——

　　"迟日江山丽，春风花草香""小荷才露尖尖角，早有蜻蜓立上头"。优美的景色需要用眼睛去观察。我们的学习、生活都离不开眼睛，所以我们要加倍爱护自己的眼睛。

襄阳市新华路小学小记者参观
眼健康科普基地活动记录（节选）

时　间：2021 年 10 月 17 日 9:00—11:00

参观者：襄阳市新华路小学小记者

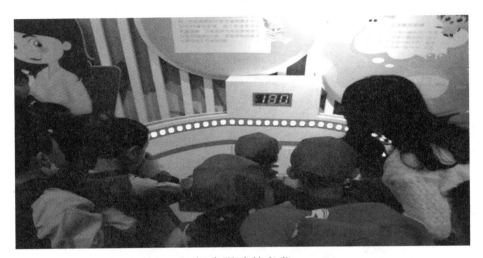

探索眼睛的奥秘

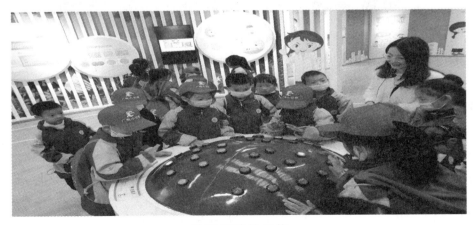

检测眼睛的机能

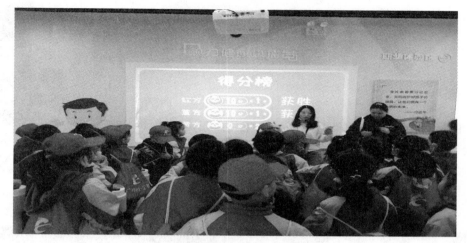

开展眼健康知识竞赛

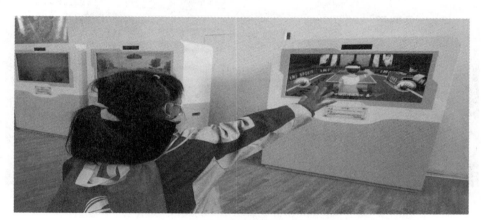

体验 AR 小游戏

感悟——

　　人类80％的信息来自眼睛，辨别美与丑、善与恶靠的是眼睛，看世界多么缤纷、光环多么耀眼、笑容多么灿烂靠的也是眼睛。相信小记者们通过今天的参观，明白了不少科学用眼的知识，并能把学到的眼健康知识传递给身边的小伙伴们！

襄阳市二十三中小记者参观眼健康科普基地活动记录（节选）

时　　间：2021 年 10 月 24 日 9:00—11:00

参观者：襄阳市二十三中小记者

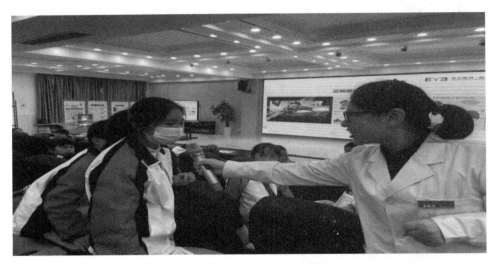

聆听讲座，积极回答问题

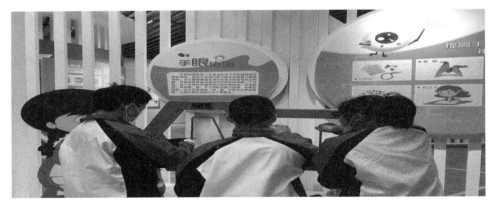

体验"手眼协调"小游戏

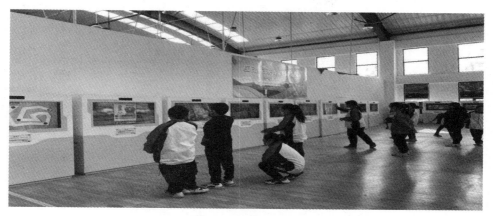

感受 AR 科技的魅力

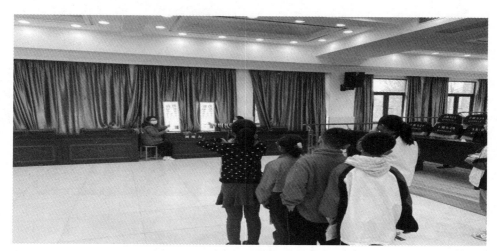

视力检测

感悟——

观天下，辨秋毫，健康眼睛很重要。

看风景，多绚烂，功劳归功于双眼。

爱护眼睛，从小做起！

爱护眼睛，你我同行！

襄阳市人民路小学小记者参观眼健康科普基地活动记录（节选）

时　间：2021 年 11 月 14 日 9:00—11:00

参观者：襄阳市人民路小学小记者

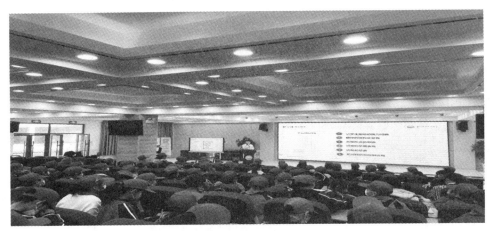

聆听眼健康科普讲座

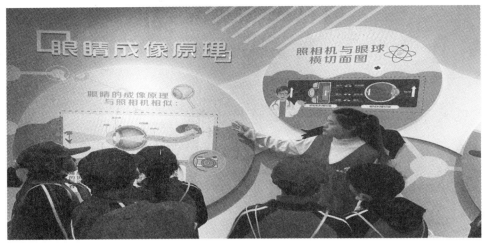

了解眼睛成像原理

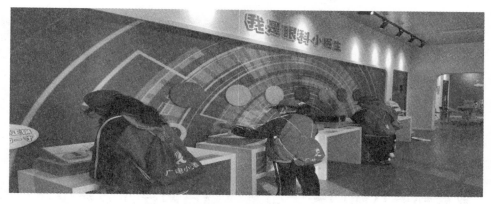

体验 VR 技术

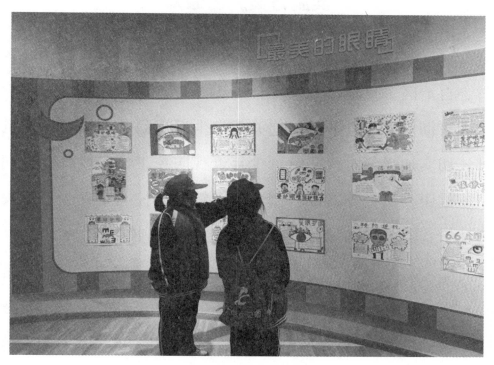

观看爱眼护眼手抄报

感悟——

眼睛是心灵的窗户。保护好我们的眼睛，就是为我们的未来开启一扇光明之窗。让我们行动起来，像爱惜生命一样爱护自己的眼睛，让心灵之窗永远明亮！

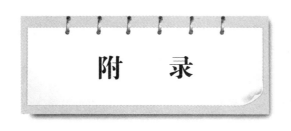

附　录

教育部等八部门关于印发《综合防控儿童青少年近视实施方案》的通知

教体艺〔2018〕3 号

各省、自治区、直辖市人民政府，新疆生产建设兵团：

为贯彻落实习近平总书记关于学生近视问题的重要指示批示精神，切实加强新时代儿童青少年近视防控工作，教育部会同国家卫生健康委员会等八部门制定了《综合防控儿童青少年近视实施方案》，经国务院同意，现予以印发，请遵照执行。

教育部　国家卫生健康委员会

国家体育总局　财政部

人力资源和社会保障部　国家市场监督管理总局

国家新闻出版署　国家广播电视总局

2018 年 8 月 30 日

综合防控儿童青少年近视实施方案

儿童青少年是祖国的未来和民族的希望。近年来，由于中小学生课内外负担加重，手机、电脑等带电子屏幕产品（以下简称电子产品）的普及，用眼过度、用眼不卫生、缺乏体育锻炼和户外活动等因素，我国儿童青少年近视率居高不下、不断攀升，近视低龄化、重度化日益严重，已成为一个关系国家和民族未来的大问题。防控儿童青少年近视需要政府、学校、医疗卫生机构、家庭、学生等各方面共同努力，需要全社会行动起来，共同呵护好孩子的眼睛。为综合防控儿童青少年近视，经国务院同意，现提出以下实施方案。

一、目标

到 2023 年，力争实现全国儿童青少年总体近视率在 2018 年的基础上每年降低 0.5 个百分点以上，近视高发省份每年降低 1 个百分点以上。

到 2030 年，实现全国儿童青少年新发近视率明显下降，儿童青少年视力健康整体水平显著提升，6 岁儿童近视率控制在 3％左右，小学生近视率下降到 38％以下，初中生近视率下降到 60％以下，高中阶段学生近视率下降到 70％以下，国家学生体质健康标准达标优秀率达 25％以上。

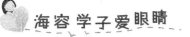
二、各相关方面的行动

（一）家庭

家庭对孩子的成长至关重要。家长应当了解科学用眼护眼知识，以身作则，带动和帮助孩子养成良好用眼习惯，尽可能提供良好的居家视觉环境。0—6 岁是孩子视觉发育的关键期，家长应当尤其重视孩子早期视力保护与健康，及时预防和控制近视的发生与发展。

增加户外活动和锻炼。让孩子到户外阳光下度过更多时间，能够有效预防和控制近视。要营造良好的家庭体育运动氛围，积极引导孩子进行户外活动或体育锻炼，使其在家时每天接触户外自然光的时间达 60 分钟以上。已患近视的孩子应进一步增加户外活动时间，延缓近视发展。鼓励支持孩子参加各种形式的体育活动，督促孩子认真完成寒暑假体育作业，使其掌握 1—2 项体育运动技能，引导孩子养成终身锻炼习惯。

控制电子产品使用。家长陪伴孩子时应尽量减少使用电子产品。有意识地控制孩子特别是学龄前儿童使用电子产品，非学习目的的电子产品使用单次不宜超过 15 分钟，每天累计不宜超过 1 小时，使用电子产品学习 30—40 分钟后，应休息远眺放松 10 分钟，年龄越小，连续使用电子产品的时间应越短。

减轻课外学习负担。配合学校切实减轻孩子负担，不要盲目参加课外培训、跟风报班，应根据孩子兴趣爱好合理选择，避免学校减负、家庭增负。

避免不良用眼行为。引导孩子不在走路时、吃饭时、卧床时、晃动的车厢内、光线暗弱或阳光直射等情况下看书或使用电子产品。监督并随时纠正孩子不良读写姿势，应保持"一尺、一拳、一寸"，即眼睛与书本距离应约为一尺、胸前与课桌距离应约为一拳、握笔的手指与笔尖距离应约为一寸，读写连续用眼时间不宜超过 40 分钟。

保障睡眠和营养。保障孩子睡眠时间，确保小学生每天睡眠10 个小时、初中生 9 个小时、高中阶段学生 8 个小时。让孩子多吃鱼类、水果、绿色蔬菜等有益于视力健康的营养膳食。

做到早发现早干预。改变"重治轻防"观念，经常关注家庭室内照明状况，注重培养孩子的良好用眼卫生习惯。掌握孩子的眼睛发育和视力健康状况，随时关注孩子视力异常迹象，了解到孩子出现需要坐到教室前排才能看清黑板、看电视时凑近屏幕、抱怨头痛或眼睛疲劳、经常揉眼睛等迹象时，及时带其到眼科医疗机构检查。遵从医嘱进行科学的干预和近视矫治，尽量在眼科医疗机构验光，避免不正确的矫治方法导致近视程度加重。

（二）学校

减轻学生学业负担。严格依据国家课程方案和课程标准组织安排教学活动，严格按照"零起点"正常教学，注重提高课堂教学效益，不得随意增减课时、改变难度、调整进度。强化年级组和学科组对作业数量、时间和内容的统筹管理。小学一二年级不布置书面家庭作业，三至六年级书面家庭作业完成时间不得超过60分钟，初中不得超过90分钟，高中阶段也要合理安排作业时间。寄宿制学校要缩短学生晚上学习时间。科学布置作业，提高作业设计质量，促进学生完成好基础性作业，强化实践性作业，减少机械、重复训练，不得使学生作业演变为家长作业。

加强考试管理。全面推进义务教育学校免试就近入学全覆盖。坚决控制义务教育阶段校内统一考试次数，小学一、二年级每学期不得超过1次，其他年级每学期不得超过2次。严禁以任何形式、方式公布学生考试成绩和排名；严禁以各类竞赛获奖证书、学科竞赛成绩或考级证明等作为招生入学依据；严禁以各种名义组织考试选拔学生。

改善视觉环境。改善教学设施和条件，鼓励采购符合标准的可调节课桌椅和坐姿矫正器，为学生提供符合用眼卫生要求的学习环境，严格按照普通中小学校、中等职业学校建设标准，落实教室、宿舍、图书馆（阅览室）等采光和照明要求，使用利于视力健康的照明设备。加快消除"大班额"现象。学校教室照明卫生标准达标率100%。根据学生座位视角、教室采光照明状况和学生视力变化情况，每月调整学生座位，每学期对学生课桌椅高度进行个性化调整，使其适应学生生长发育变化。

坚持眼保健操等护眼措施。中小学校要严格组织全体学生每天上下午各做 1 次眼保健操，认真执行眼保健操流程，做眼保健操之前提醒学生注意保持手部清洁卫生。教师要教会学生正确掌握执笔姿势，督促学生读写时坐姿端正，监督并随时纠正学生不良读写姿势，提醒学生遵守"一尺、一拳、一寸"要求。教师发现学生出现看不清黑板、经常揉眼睛等迹象时，要了解其视力情况。

强化户外体育锻炼。强化体育课和课外锻炼，确保中小学生在校时每天 1 小时以上体育活动时间。严格落实国家体育与健康课程标准，确保小学一、二年级每周 4 课时，三至六年级和初中每周 3 课时，高中阶段每周 2 课时。中小学校每天安排 30 分钟大课间体育活动。按照动静结合、视近与视远交替的原则，有序组织和督促学生在课间时到室外活动或远眺，防止学生持续疲劳用眼。全面实施寒暑假学生体育家庭作业制度，督促检查学生完成情况。

加强学校卫生与健康教育。依托健康教育相关课程，向学生讲授保护视力的意义和方法，提高其主动保护视力的意识和能力，积极利用学校闭路电视、广播、宣传栏、家长会、家长学校等形式对学生和家长开展科学用眼护眼健康教育，通过学校和学生辐射教育家长。培训培养健康教育教师，开发和拓展健康教育课程资源。支持鼓励学生成立健康教育社团，开展视力健康同伴教育。

科学合理使用电子产品。指导学生科学规范使用电子产品，养成信息化环境下良好的学习和用眼卫生习惯。严禁学生将个人手机、平板电脑等电子产品带入课堂，带入学校的要进行统一保管。学校教育本着按需的原则合理使用电子产品，教学和布置作业不依赖电子产品，使用电子产品开展教学时长原则上不超过教学总时长的30％，原则上采用纸质作业。

定期开展视力监测。小学要接收医疗卫生机构转来的儿童青少年视力健康电子档案，确保一人一档，并随学籍变化实时转移。在卫生健康部门指导下，严格落实学生健康体检制度和每学期2次视力监测制度，对视力异常的学生进行提醒教育，为其开具个人运动处方和保健处方，及时告知家长带学生到眼科医疗机构检查。做好学生视力不良检出率、新发率等的报告和统计分析，配合医疗卫生机构开展视力筛查。学校和医疗卫生机构要及时把视力监测和筛查结果记入儿童青少年视力健康电子档案。

加强视力健康管理。建立校领导、班主任、校医（保健教师）、家长代表、学生视力保护委员和志愿者等学生代表为一体的视力健康管理队伍，明确和细化职责。将近视防控知识融入课堂教学、校园文化和学生日常行为规范。加强医务室（卫生室、校医院、保健室等）力量，按标准配备校医和必要的药械设备及相关监测检查设备。

倡导科学保育保教。严格落实《3—6岁儿童学习与发展指南》，重视生活和游戏对 3—6 岁儿童成长的价值，严禁"小学化"教学。要保证儿童每天 2 小时以上户外活动，寄宿制幼儿园不得少于 3 小时，其中体育活动时间不少于 1 小时，结合地区、季节、学龄阶段特点合理调整。为儿童提供营养均衡、有益于视力健康的膳食，促进视力保护。幼儿园教师开展保教工作时要主动控制使用电视、投影等设备的时间。

（三）医疗卫生机构

建立视力档案。严格落实国家基本公共卫生服务中关于 0—6 岁儿童眼保健和视力检查工作要求，做到早监测、早发现、早预警、早干预，2019 年起，0—6 岁儿童每年眼保健和视力检查覆盖率达 90% 以上。在检查的基础上，依托现有资源建立、及时更新儿童青少年视力健康电子档案，并随儿童青少年入学实时转移。在学校配合下，认真开展中小学生视力筛查，将眼部健康数据（包括屈光度、眼轴长度、屈光介质参数等）及时更新到视力健康电子档案中，筛查出视力异常或可疑眼病的，要提供个性化、针对性强的防控方案。

规范诊断治疗。县级及以上综合医院普遍开展眼科医疗服务，认真落实《近视防治指南》等诊疗规范，不断提高眼健康服务能力。根据儿童青少年视觉症状，进行科学验光及相关检查，明确诊断，按照诊疗规范进行矫治。叮嘱儿童青少年近视患者应遵从医嘱进行随诊，以便及时调整采用适宜的干预和治疗措施。

对于儿童青少年高度近视或病理性近视患者，应充分告知疾病的危害，提醒其采取预防措施避免并发症的发生或降低危害。制定跟踪干预措施，检查和矫治情况及时记入儿童青少年视力健康电子档案。积极开展近视防治相关研究，加强防治近视科研成果与技术的应用。充分发挥中医药在儿童青少年近视防治中的作用，制定实施中西医一体化综合治疗方案，推广应用中医药特色技术和方法。

加强健康教育。儿童青少年近视是公共卫生问题，必须从健康教育入手，以公共卫生服务为抓手，发动儿童青少年和家长自主健康行动。针对人们缺乏近视防治知识、对近视危害健康严重性认识不足的问题，发挥健康管理、公共卫生、眼科、视光学、疾病防控、中医药相关领域专家的指导作用，主动进学校、进社区、进家庭，积极宣传推广预防儿童青少年近视的视力健康科普知识。加强营养健康宣传教育，因地制宜开展营养健康指导和服务。

（四）学生

强化健康意识。每个学生都要强化"每个人是自身健康的第一责任人"意识，主动学习掌握科学用眼护眼等健康知识，并向家长宣传。积极关注自身视力状况，自我感觉视力发生明显变化时，及时告知家长和教师，尽早到眼科医疗机构检查和治疗。

养成健康习惯。遵守近视防控的各项要求，认真规范做眼保健操，保持正确读写姿势，积极参加体育锻炼和户外活动，每周参加中等强度体育活动 3 次以上，养成良好生活方式，不熬夜、少吃糖、不挑食，自觉减少电子产品使用。

（五）有关部门

教育部：加快修订《学校卫生工作条例》和《中小学健康教育指导纲要》等。成立全国中小学和高校健康教育指导委员会，指导地方教育行政部门和学校科学开展儿童青少年近视防控和视力健康管理等学校卫生与健康教育工作，开展儿童青少年近视综合防控试点工作，强化示范引领。进一步健全学校体育卫生发展制度和体系，不断完善学校体育场地设施，加快体育与健康师资队伍建设，聚焦"教"（教会健康知识和运动技能）、"练"（经常性课余训练和常规性体育作业）、"赛"（广泛开展班级、年级和跨校体育竞赛活动）、"养"（养成健康行为和健康生活方式），深化学校体育、健康教育教学改革，积极推进校园体育项目建设。推动地方教育行政部门加强现有中小学卫生保健机构建设，按照标准和要求强化人员和设备配备。鼓励高校特别是医学院校、高等师范院校开设眼视光、健康管理、健康教育相关专业，培养近视防治、视力健康管理专门人才和健康教育教师，积极开展儿童青少年视力健康管理相关研究。会同有关部门开展全国学校校医等专职卫生技术人员配备情况专项督导检查，着力解决专职卫生技术人员数量及相关设备配备不足问题。会同有关部门坚决治理规范校外培训机构，每年对校外培训机构教室采光照明、课桌椅配备、电子产品等达标情况开展全覆盖专项检查。

国家卫生健康委：培养优秀视力健康专业人才，在有条件的社区设立防控站点。加强基层眼科医师、眼保健医生、儿童保健医生培训，提高视力筛查、常见眼病诊治和急诊处置能力。加强视光师培养，确保每个县（市、区）均有合格的视光专业人员提供规范服务，并根据儿童青少年近视情况，选择科学合理的矫正方法。全面加强全国儿童青少年视力健康及其相关危险因素监测网络、数据收集与信息化建设。会同教育部组建全国儿童青少年近视防治和视力健康专家队伍，充分发挥卫生健康、教育、体育等部门和群团组织、社会组织作用，科学指导儿童青少年近视防治和视力健康管理工作。加快修订《中小学生健康体检管理办法》等文件。2019 年年底前，会同有关部门出台相关强制性标准，严格规范儿童青少年的教材、教辅、考试试卷、作业本、报刊及其他印刷品、出版物等的字体、纸张，以及学习用灯具等，使之有利于保护视力。会同相关部门按照采光和照明国家有关标准要求，对学校、托幼机构和校外培训机构教室（教学场所）以"双随机"（随机抽取卫生监督人员，随机抽取学校、托幼机构和校外培训机构）方式进行抽检、记录并公布。

体育总局：增加适合儿童青少年户外活动和体育锻炼的场地设施，持续推动各类公共体育设施向儿童青少年开放。积极引导支持社会力量开展各类儿童青少年体育活动，有针对性地开展各类冬夏令营、训练营和体育赛事等，吸引儿童青少年广泛参加体育运动，动员各级社会体育指导员为广大儿童青少年参与体育锻炼提供指导。

财政部：合理安排投入，积极支持相关部门开展儿童青少年近视综合防控工作。

人力资源社会保障部：会同教育部、国家卫生健康委完善中小学和高校校医、保健教师和健康教育教师职称评审政策。

市场监督管理总局：严格监管验光配镜行业，不断加强眼视光产品监管和计量监管，整顿配镜行业秩序，加大对眼镜和眼镜片的生产、流通和销售等执法检查力度，规范眼镜片市场，杜绝不合格眼镜片流入市场。加强广告监管，依法查处虚假违法近视防控产品广告。

国家新闻出版署：实施网络游戏总量调控，控制新增网络游戏上网运营数量，探索符合国情的适龄提示制度，采取措施限制未成年人使用时间。

广播电视总局等部门：充分发挥广播电视、报刊、网络、新媒体等作用，利用公益广告等形式，多层次、多角度宣传推广近视防治知识。

防控儿童青少年近视是一项系统工程，各相关部门都要关心、支持、参与儿童青少年视力保护，在全社会营造政府主导、部门配合、专家指导、学校教育、家庭关注的良好氛围，让每个孩子都有一双明亮的眼睛和光明的未来。

三、加强考核

各省（区、市）人民政府负责本地区儿童青少年近视防控措施的落实，主要负责同志要亲自抓，国务院授权教育部、国家卫生健康委与各省级人民政府签订全面加强儿童青少年近视防控工作责任书，地方各级人民政府逐级签订责任书。将儿童青少年近视防控工作、总体近视率和体质健康状况纳入政府绩效考核，严禁地方各级人民政府片面以学生考试成绩和学校升学率考核教育行政部门和学校。将视力健康纳入素质教育，将儿童青少年身心健康、课业负担等纳入国家义务教育质量监测评估体系，对儿童青少年体质健康水平连续三年下降的地方政府和学校依法依规予以问责。

建立全国儿童青少年近视防控工作评议考核制度，评议考核办法由教育部、国家卫生健康委、体育总局制订，在国家卫生健康委、教育部核实各地 2018 年儿童青少年近视率的基础上，从 2019 年起，每年开展各省（区、市）人民政府儿童青少年近视防控工作评议考核，结果向社会公布。

儿童青少年近视防控健康教育核心信息

（公众版—2019）

1. 近视是外部平行光线经眼球屈光系统后聚焦在视网膜之前的一种屈光不正。

在调节放松状态时，平行光线经眼球屈光系统后聚焦在视网膜之前，这种屈光状态称为近视。近视以视远不清、视近清为主要特征。发生在儿童青少年中的屈光不正主要为近视。

2. 近视影响儿童青少年身心健康。

近视会导致眼睛视物模糊、干涩、疲劳，注意力不集中、头晕等，影响孩子的正常学习、生活和身心健康。有些专业和工作对视力有严格要求，近视有可能影响升学和择业。近视还会增加视网膜病变等并发症的风险，严重的可导致失明。

3. 坚持充足的白天户外活动。

坚持充足的白天户外活动对于预防近视和防止近视加重有重要意义。教师和家长应引导孩子积极参加体育锻炼，每天使孩子开展2小时以上的白天户外活动，寄宿制幼儿园不应少于3小时。

4. 保持正确的读写姿势。

不正确的读写姿势会增加发生近视的风险。教师和家长应为孩子提供适合其坐高的桌椅和良好的照明，并经常提醒、督促孩子读书写字坚持"三个一"，即眼睛离书本一尺，胸口离桌沿一拳，握笔的手指离笔尖一寸，读写连续用眼时间不宜超过 40 分钟。教师应指导学生每天认真做眼保健操。

5. 避免不良的读写习惯。

预防近视要避免不良的读写习惯，应做到不在走路时、吃饭时、卧床时、晃动的车厢内、光线暗弱或阳光直射等情况下看书、写字、使用电子产品。

6. 控制使用电子产品的时间。

长时间、近距离、持续盯着手机、电脑和电视等电子产品的屏幕，是近视的诱因之一。学校使用电子产品的教学时长原则上不超过教学总时长的 30%。课余时间使用电子产品学习 30—40 分钟后，应休息远眺放松 10 分钟。非学习目的使用电子产品单次不宜超过 15 分钟，每天累计不宜超过 1 小时。6 岁以下儿童要尽量避免使用手机和电脑。家长在孩子面前应尽量少使用电子产品。

7. 近视要早发现，早矫正。

看不清黑板上的文字或远处的物体时可能是发生了近视。定期进行视力检查，有利于早发现、早矫正，防止近视加重。0—6 岁是孩子视觉发育的关键期，应当尤其重视孩子早期视力保护与健康。

8. 保证充足的睡眠和合理的营养。

充足的睡眠和合理的营养是保证视力健康的基础。小学生每天睡眠时间要达到 10 小时，初中生 9 小时，高中生 8 小时。儿童青少年应做到营养均衡，不挑食，不偏食，不暴饮暴食，少吃糖，多吃新鲜蔬菜水果。

9. 一旦确诊为近视，应尽早在医生指导下配戴眼镜，并定期复查。

一旦被医生确诊为近视，就应该进行矫正，不然视力有可能进一步下降。配戴眼镜是当前矫正视力的常用方法，但具体采用哪种眼镜，应听从医生的指导。通过配戴眼镜对视力进行矫正后，应坚持戴镜，且应继续保持良好用眼习惯，每半年到医院复查一次。

10. 警惕近视能治愈的虚假宣传。

截至目前，医学上还没有治愈近视的方法，只能通过科学的矫正、改善用眼习惯等避免近视加重。不要相信能治愈近视的宣传和商业营销。不科学的处置可能会导致视力进一步下降，甚至造成眼部感染或外伤等严重后果。

儿童青少年近视防控健康教育核心信息

（儿童青少年版—2019）

1. 近视会导致学习、生活不便，甚至会影响升学和择业。

近视会导致眼睛视物模糊、干涩、疲劳，注意力不集中、头晕等，影响正常学习和生活，还会对升学和择业造成一定限制。近视严重时甚至会导致失明。

2. 坚持充足的白天户外活动。

坚持充足的白天户外活动对于预防近视和防止近视加重有重要意义。儿童青少年应听从家长和老师的安排，保证每天进行2小时以上白天户外活动。

3. 要保持正确的读写姿势。

不正确的读写姿势会增加发生近视的风险。读书写字要使用适合自己坐高的桌椅，应有良好的照明，并保持"三个一"的正确姿势，即眼睛离书本一尺，胸口离桌沿一拳，握笔的手指离笔尖一寸，读写连续用眼时间不宜超过40分钟。认真做眼保健操。

4. 避免不良的读写习惯。

预防近视要避免不良的读写习惯，应做到不在走路时、吃饭时、卧床时、晃动的车厢内、光线暗弱或阳光直射等情况下看书、写字、使用电子产品。

5. 保证充足的睡眠和合理的营养。

充足的睡眠和合理的营养是保证视力健康的基础。儿童青少年应听从家长和老师的作息安排，小学生每天睡眠时间要达到 10 小时，初中生 9 小时，高中生 8 小时。平时应做到营养均衡，不挑食，不偏食，不暴饮暴食，少吃糖，多吃新鲜蔬菜水果。

6. 控制使用电子产品的时间。

长时间、近距离、持续盯着手机、电脑和电视等电子产品的屏幕，会给眼睛带来伤害。使用电子产品时，应使眼睛与屏幕保持一定距离，屏幕亮度适中。课余时间使用电子产品学习 30—40 分钟后，应休息远眺放松 10 分钟。非学习目的使用电子产品单次不宜超过 15 分钟，每天累计不宜超过 1 小时。

7. 看不清黑板上的文字或远处的物体时可能是发生了近视，应及时告诉老师和家长。

当发现自己看不清黑板上的文字或远处的物体时，可能是发生了近视，应及时告诉老师和家长，并尽快到医院进行视力检测，做到早发现、早诊断、早矫正，防止近视进一步加重。需注意，即使能看清远处的物体，也存在发生单眼近视的可能性。平时可交替闭上一只眼睛进行自测，以便发现单眼近视，及时矫正，避免双眼视力差对眼睛造成更大伤害。

8. 一旦确诊为近视，应尽早在医生指导下配戴眼镜，并定期复查。

一旦被医生确诊为近视，就应该进行矫正，不然视力有可能进一步下降。配戴眼镜是当前矫正视力的常用方法，但具体采用哪种眼镜，应听从医生的指导。通过配戴眼镜对视力进行矫正后，应坚持戴镜，且应继续保持良好的用眼习惯，每半年到医院复查一次。

儿童青少年近视防控健康教育核心信息

（教师和家长版—2019）

1. 近视影响儿童青少年身心健康。

近视会导致眼睛视物模糊、干涩、疲劳，注意力不集中、头晕等，影响孩子的正常学习、生活和身心健康。有些专业和工作对视力有严格要求，近视影响升学和择业。近视还会增加视网膜病变的风险，严重的可导致失明。

2. 保证孩子白天有足够的户外活动时间。

足够的白天户外活动是预防儿童青少年近视的重要措施。教师和家长应密切合作，保证孩子每天进行 2 小时以上白天户外活动，寄宿制幼儿园不应少于 3 小时。帮助孩子养成平衡膳食、科学锻炼、充足睡眠等健康的生活方式，有利于孩子的视力健康。

3. 指导孩子养成良好的用眼习惯。

教师和家长可通过课堂讲授、参观示教、面对面辅导和小组活动等方式向孩子传授近视防治知识和技能，提高孩子的爱眼护眼意识，指导孩子养成良好的用眼习惯，避免长时间持续近距离用眼。0—6 岁是孩子视觉发育的关键期，应当尤其重视孩子早期视力保护与健康。教师和家长应以身作则，坚持良好的用眼习惯和健康的生活方式，给孩子们做表率。

4．督促孩子在读写时保持正确的姿势。

教师和家长应为孩子提供适合其坐高的桌椅和良好的照明，并经常提醒、督促孩子读书写字坚持"三个一"，即眼睛离书本一尺，胸口离桌沿一拳，握笔的手指离笔尖一寸，读写连续用眼时间不宜超过 40 分钟。教师应指导学生每天认真做眼保健操。

5．控制孩子使用电子产品的时间。

长时间、近距离、持续盯着手机、电脑和电视等电子产品的屏幕，是近视的诱因之一。学校使用电子产品的教学时长原则上不超过教学总时长的 30％。课余时间使用电子产品学习 30 — 40 分钟，应休息远眺放松 10 分钟。非学习目的使用电子产品单次不宜超过 15 分钟，每天累计不宜超过 1 小时。6 岁以下儿童要尽量避免使用手机和电脑。家长在孩子面前应尽量少使用电子产品。

6．发现孩子视物眯眼、频繁揉眼、上课看黑板上的文字或远处物体不清楚时，要考虑发生近视的可能。

近视的常见表现有看远处物体时眯眼、频繁揉眼、看不清楚黑板上的文字或远处的物体等。一旦孩子出现这种情况，教师和家长应意识到可能是发生了近视，家长应及时带孩子去医院就诊。在卫生健康部门指导下，学校每学期对学生做两次视力监测。

7．被确诊为近视的孩子应在医生的指导下及时采取配镜等矫正措施。

一旦确诊为近视，就应该积极进行矫正，避免视力进一步下降。配戴眼镜是当前矫正视力的常用方法，但具体佩戴何种眼镜，应听从医生的指导。视力矫正后，应继续督促孩子坚持良好用眼习惯，定期进行视力检查，做好视力保护，防止近视加重。

8. 警惕近视能治愈的虚假宣传。

截至目前，医学上还没有治愈近视的方法，只能通过科学的矫正、改善用眼习惯等避免近视加重。不要相信能治愈近视的宣传和商业营销。不科学的处置可能会导致孩子视力进一步下降，甚至造成眼部感染或外伤等严重后果。

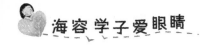

儿童青少年近视防控健康教育核心信息

（医疗卫生人员版—2019）

1. 近视是最常见的屈光不正。

在调节放松状态时，平行光线经眼球屈光系统后聚焦在视网膜之前，这种屈光状态称为近视。近视以视远不清、视近清为主要特征。发生在儿童青少年中的屈光不正主要为近视。

2. 近视影响儿童青少年身心健康，是当前我国重大公共卫生问题之一。

近视容易造成视力下降、眼睛干涩疲劳、注意力不集中、头晕等，影响儿童青少年正常学习和生活。近视会引起眼部结构变化，导致近视相关视网膜变性、视网膜裂孔、视网膜脱离、黄斑病变等并发症，造成不可逆的视力损伤，严重的可导致失明。近年来，我国儿童青少年近视率不断升高，近视低龄化、重度化日益严重，已成为影响儿童青少年生长发育和国民健康的重大公共卫生问题之一。

3. 近视的主要危险因素有长时间持续近距离用眼、缺乏日间户外活动、不正确的读写姿势、过度使用电子产品等。

长时间持续近距离用眼、缺乏日间户外活动、不正确的读写姿势、过度使用电子产品等是近视的主要危险因素，养成良好的用眼习惯，坚持充足的日间户外活动，避免长时间持续近距离用眼，控制电子产品使用，是预防近视的有效手段。定期进行视力检查，有利于早发现、早矫正，防止近视加重。0—6岁是孩子视觉发育的关键期，应当尤其重视孩子早期视力保护与健康。

4. 近视主要通过视力检查和验光进行诊断。

在实际工作中发现儿童青少年视力异常，要进行全面的眼科检查，做出正确诊断。用标准对数视力表和电脑验光仪进行视力和屈光度检查是筛查近视的主要方法。常规筛查可以在非散瞳状态下进行验光。近视确诊应在医疗机构进行散瞳验光（睫状肌麻痹）。按屈光程度，近视可分为轻度近视（－3.00D以内）、中度近视（－3.25D～－6.00D）、高度近视（－6.25D～－10.00D）和重度近视（－10.00D以上）。

5. 儿童青少年近视的视力矫正方法主要是配戴眼镜。

配戴框架眼镜和角膜接触镜（隐形眼镜），不仅可以矫正视力，而且还有利于缓解眼睛疲劳。在专科医生的指导下选择正确的方法，可以减缓近视发展。应严格按照国家卫生健康委发布的《近视防治指南》和相关诊疗规范，开展近视的视力矫正。

6. 医疗卫生机构应建立儿童青少年视力档案。

医疗卫生机构，特别是基本公共卫生服务机构，应严格落实国家关于0—6岁儿童眼保健和视力检查工作的要求，开展眼保健和视力检查，建立并及时更新儿童青少年视力健康电子档案。医疗卫生机构应在学校配合下开展学生视力筛查，为视力异常或可疑眼病者提供个性化、针对性的防控服务。

7. 开展健康教育，普及近视防控知识。

开展近视防控健康教育有利于引导儿童青少年科学用眼，减少近视发生。医务人员应利用门诊、随访等各种机会开展患者健康教育和儿童青少年近视健康教育，主动进学校、进社区、进家庭，宣传近视防控知识，帮助儿童青少年养成良好的用眼习惯，预防近视的发生，并经常提醒儿童青少年及家长做到近视的早发现、早诊断、早矫正。

8. 为学校开展儿童青少年近视防控工作提供技术指导。

医务人员除了按要求完成近视防控诊疗、视力档案和健康教育服务工作外，还应为学校进行视力监测、开展近视防治和视力健康管理、加强健康教育等方面提供技术指导。

儿童青少年近视防控适宜技术指南（更新版）

为积极贯彻落实习近平总书记对儿童青少年近视问题的重要指示精神，指导科学规范开展近视防控工作，提高防控技术能力，国家卫生健康委于 2019 年 10 月发布了《儿童青少年近视防控适宜技术指南》。现根据国家"双减"等最新政策要求和国内外学术研究进展，对适宜技术指导要求进行更新调整，形成《儿童青少年近视防控适宜技术指南》（更新版），以下简称《指南》（更新版）。

一、适用范围

《指南》（更新版）适用于儿童青少年近视防控工作的开展，目标读者为省、市、县各级儿童青少年近视防控技术人员。

二、近视防控基本知识

（一）名词术语

1. 视力：又称视觉分辨力，是眼睛能够分辨的外界两个物点间最小距离的能力。视力是随着屈光系统和视网膜发育逐渐发育成熟的，0～6 岁是儿童视力发育的关键期，新生儿出生仅有光感，1 岁视力一般可达 4.3（标准对数视力表，下同），2 岁视力一般可达 4.6 以上，3 岁视力一般可达 4.7 以上，4 岁视力一般可达 4.8 以上，5 岁及以上视力一般可达 4.9 以上。

2. 正视化过程：儿童眼球和视力是逐步发育成熟的，新生儿的眼球较小，眼轴较短，此时双眼处于远视状态。儿童青少年时期是眼屈光变化最快的阶段，其发育规律表现为随着儿童生长发育，眼球逐渐长大，眼轴随之变长，远视度数逐渐降低而趋于正视，称之为"正视化过程"。比较理想的情况是儿童到12岁后才由远视眼发育成正视眼。

3. 远视储备量：正视化前的远视大多为生理性远视，是一种"远视储备"，可理解为"对抗"发展为近视的"缓冲区"。远视储备量不足指裸眼视力正常，散瞳验光后屈光状态虽未达到近视标准但远视度数低于相应年龄段生理值范围。如4～5岁的儿童生理屈光度为150～200度远视，则有150～200度的远视储备量，如果此年龄段儿童的生理屈光度只有50度远视，意味着其远视储备量消耗过多，有可能较早出现近视。

4. 裸眼视力：又称未矫正视力，指未经任何光学镜片矫正所测得的视力，包括裸眼远视力和裸眼近视力。

5. 矫正视力：指用光学镜片矫正后所测得的视力。包括远距矫正视力和近距矫正视力。

6. 视力不良：又称视力低下。指根据《标准对数视力表》（GB 11533—2011）检查远视力，6岁以上儿童青少年裸眼视力低于5.0。其中，视力4.9为轻度视力不良，4.6≤视力≤4.8为中度视力不良，视力≤4.5为重度视力不良。儿童青少年视力不良的原因多见于近视、远视、散光等屈光不正以及其他眼病（如弱视、斜视等）。

7. 屈光不正：当眼处于非调节状态（静息状态）时。外界的平行光线经眼的屈光系统后，不能在视网膜黄斑中心凹聚焦，因此无法产生清晰的成像，成为屈光不正，包括近视、远视、散光和屈光参差等。

8. 屈光度：屈光现象大小（屈光力）的单位，以D表示。平行光线经过眼的屈光系统聚集在1m焦距上，眼的屈光力为1屈光度或1.00D。通常用眼镜的度数来反映屈光度，屈光度D的数值乘以100就是度数，例如200度的近视镜屈光度为2.00D，150度的远视镜的屈光度为+1.50D。

9. 近视：屈光不正的一种类型，指人眼在调节放松状态下，平行光线经眼球屈光系统后聚焦在视网膜之前的病理状态，其表现为远视力下降。

10. 筛查性近视：应用远视力检查、非睫状肌麻痹状态下电脑验光（俗称电脑验光）或串镜检查等快速、简便的方法，将儿童青少年中可能患有近视者筛选出来。当6岁以上儿童青少年裸眼远视力＜5.0时，通过非睫状肌麻痹下电脑验光，等效球镜（SE）≤−0.50D判定为筛查性近视；无条件配备电脑验光仪的地区，可采用串镜检查，当正片（凸透镜）视力下降、负片（凹透镜）视力提高者，判定为筛查性近视。

11. 等效球镜：等效球镜度（SE）＝球镜度＋1/2柱镜度。如某学生球镜度数为＋0.50 D，柱镜度数为－3.00 D，则该生的SE＝＋0.50＋1/2（－3.00）＝－1.00D，即等效于－1.00D的近视。

12. 睫状肌麻痹验光检查：睫状肌麻痹验光即通常所说的散瞳验光，是国际公认的诊断近视的金标准。建议12岁以下，尤其是初次验光，或有远视、斜视、弱视和较大散光的儿童要进行睫状肌麻痹验光，确诊近视需要配镜的儿童需要定期复查验光。

（二）近视分类

1. 根据散瞳后验光仪测定的等效球镜（SE）度数判断近视度数，可以将近视分为近视前期、低度近视、高度近视三类。

（1）近视前期：－0.50D＜SE≤＋0.75D（近视50度以下）；

（2）低度近视：－6.00D＜SE≤－0.50D（近视50～600度之间）；

（3）高度近视：SE≤－6.00D（近视600度以上）。

2. 根据近视病程进展和病理变化，又可以将近视分为单纯性近视和病理性近视。

（1）单纯性近视：多指眼球在发育期发展的近视，发育停止，近视也趋于稳定，屈光度数一般在－6.00D之内。其中绝大多数患者的眼底无病理变化，用适当光学镜片即可将视力矫正至正常。

（2）病理性近视：多指发育停止后近视仍在发展，并伴发眼底病理性变化的近视类型，亦称为进行性近视，大多数患者的度数在－6.00D以上。常见眼底改变有近视弧形斑、漆裂纹、脉络膜新生血管、黄斑脉络膜萎缩、视网膜脱离、后巩膜葡萄肿等。

3. 按照视光学可将近视分为轴性近视和屈光性近视。

（1）轴性近视：一般是指真性近视，指眼轴伸长使平行光线进入眼内聚焦在视网膜前而引起的近视。

（2）屈光性近视：指眼轴在正常范围内，由于晶状体等屈光因素改变使平行光线进入眼内聚焦在视网膜前形成的近视。屈光性近视主要是受眼科疾病以及其他因素引起晶状体病变影响屈光率而导致的近视。

（三）近视的症状及危害

近视的典型症状是远视力下降。其主要表现包括：

（1）远视力下降，近视初期常有远视力波动；

（2）注视远处物体时不自觉地眯眼、歪头；

（3）部分近视未矫正者可出现视疲劳症状；

（4）近视度数较高者，除远视力差外，常伴有夜间视力差、飞蚊症、漂浮物和闪光感等症状，并可发生不同程度的眼底改变，特别是高度近视者，发生视网膜脱离、撕裂、裂孔、黄斑出血、新生血管和开角型青光眼的危险性增高，严重者导致失明。

三、近视防控适宜技术

（一）筛查视力不良与近视

按照《0～6 岁儿童眼保健及视力检查服务规范（试行）》和《国家基本公共卫生服务规范（第三版）》要求，做好 0～6 岁儿童眼保健和视力检查工作，早期发现影响儿童视觉发育的眼病和高危因素，及时转诊与及早矫治，保护和促进儿童视功能的正常发育。

建立中小学生视力定期筛查制度，开展视力不良检查，筛查频率每学年不少于 2 次。内容包括裸眼视力、戴镜视力（如有戴镜）、非睫状肌麻痹下屈光检查，视觉健康影响因素评估，有条件地区鼓励增加眼轴长度、角膜曲率测量，其中远视力筛查应采用《GB 11533—2011 标准对数视力表》。屈光检查采用自动电脑验光仪，设备要求应符合《ISO 10342—2010 眼科仪器：验光仪》的规定；无条件配备电脑验光仪的地区，可采用串镜检查进行近视定性。

做好托幼机构、中小学校儿童青少年视力筛查工作，提供专业技术服务与指导。筛查单位应当在筛查结束 1 个月内，按照筛查技术流程图（见图 1 和图 2）反馈筛查结果，并提出精准预防近视指导或转诊建议。应当特别重视对近视儿童青少年的信息反馈和用眼卫生的指导；对怀疑远视储备不足，有近视高危因素者，应当予以高危预警，重点干预。同时，应当在 1 个月内将检查结果反馈学校，内容包括检查时间、检查人数、分年级分班级的视力不良和筛查性近视率发生情况，并与上学年检查结果进行比较。

（二）建立视力健康档案

对 0～6 岁儿童和中小学生进行定期视力检查，参照《儿童青少年近视筛查结果记录表》，规范记录检查内容，建立儿童青少年视力健康档案。有条件地区可根据情况，增加眼外观、眼位、眼球运动以及屈光发育等内容。

及时分析儿童青少年视力健康状况，早期筛查出近视及其他屈光不正，动态观察儿童青少年不同时期屈光状态发展变化，早期发现近视的倾向或趋势，制订干预措施，努力减少近视，特别是高度近视的发生与发展。小学要接收医疗卫生机构转来的各年度《儿童青少年视力检查记录表》等视力健康档案，确保一人一档，随学籍变化实时转移，并与中小学生视力检查衔接。

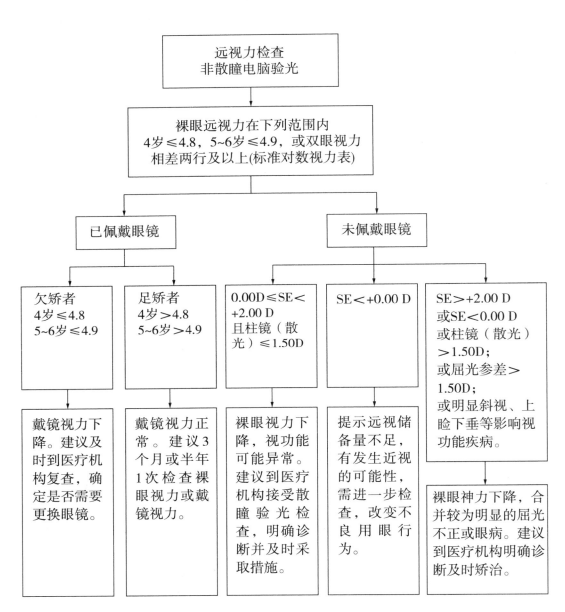

图1　学龄前儿童视力屈光筛查转诊技术流程图

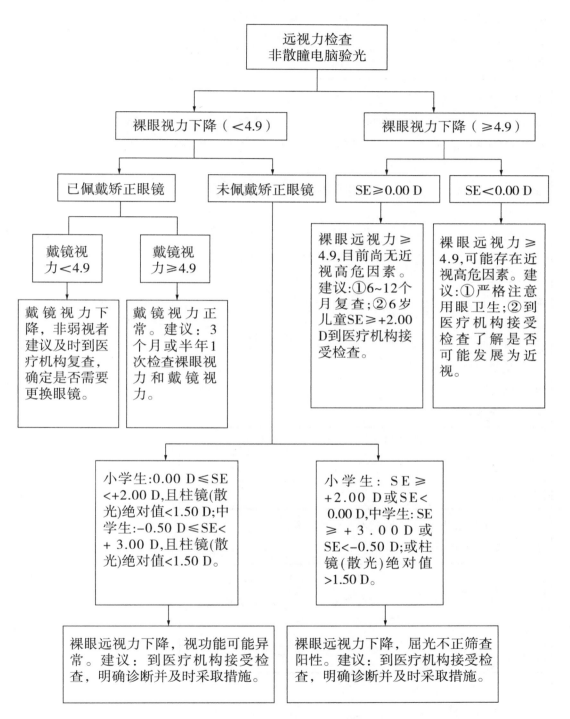

图2　中小学生视力屈光筛查转诊技术流程图

儿童青少年近视筛查结果记录表

省（市/自治区）：　　　　　　　　地市（州）：

县（区）：　　　　　　　　　　　监测点：1. 城；2. 郊；3. 乡村

学校名称：

---

1. 个人基本信息

姓名：　　　　　学生编号：　　　　　年级□□　　　　编码4位：□□□□

性别：①男；②女　　　　年龄：　　岁　　　　民族：

身份证号：□□□□□□□□□□□□□□□□□□

出生日期：□□□□年□□月□□日

检查时间：□□□□年□□月□□日

班主任签名：

---

2. 视力检查

戴镜类型：□

①框架眼镜

②隐形眼镜

③角膜塑形镜，佩戴度数（右）（左）

④不戴镜

视力检查结果：

眼别	裸眼视力	戴镜视力
右眼		
左眼		

（请以5分记录法记录）填表人/医生签名：

自动电脑验光结果：

	球镜 （S）	柱镜 （散光C）	轴位 （散光方向A）
右眼			
左眼			

（球镜、柱镜填写请保留两位小数）

其他需注明的特殊情况：

填表人/医生签名：＿＿＿＿＿＿＿

电脑验光单

粘贴处

134

续表

注：1. 戴镜视力指佩戴自己现有的眼镜看到的视力水平。

2. "电脑验光"中，"球镜"为近视或远视度数，负值为近视，正值为远视；"柱镜"为散光度数；轴位为散光的方向，有散光度数才会有散光轴位。

3. 本次电脑验光为非睫状肌麻痹下验光进行近视筛查，结果不具有诊断意义。

（三）培养健康用眼行为

个体、家庭和学校应当积极培养"每个人都是自身健康第一责任人"的意识，主动学习掌握眼健康知识和技能；父母和监护人要了解科学用眼、护眼知识，以身作则，强化户外活动和体育锻炼，减轻学生学业负担；培养和督促儿童青少年养成良好的用眼卫生习惯，使其建立爱眼护眼行为。

执行主体	技术措施
个　体	积极关注自身视力异常迹象，例如看不清黑板上的文字、眼睛经常干涩、经常揉眼等症状，及时告知家长和教师视力变化情况。可交替闭上一只眼睛进行自测，以便发现单眼视力不良。 做好眼保健操，纠正不良读写姿势。做操时注意力集中，闭眼，认真、正确地按揉穴位等，以感觉到酸胀为度。 保持正确的读写姿势，做到"一拳一尺一寸"；不在走路、吃饭、卧床时、晃动的车厢内、光线暗弱或阳光直射等情况下看书或使用电子产品。 读写连续用眼时间不宜超过40分钟，每40分钟左右要休息10分钟，可远眺或做眼保健操等。 按需科学规范合理使用电子产品。课余时间使用电子产品学习30—40分钟后，应休息远眺放松10分钟。非学习目的使用电子产品每次不超过15分钟。

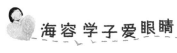

执行主体	技术措施
家　庭	督促孩子保持正确的读写姿势，做到"一拳一尺一寸"；不躺卧看书，不在走路、吃饭等情况下看书或使用电子产品。家长陪伴孩子时尽量减少使用电子产品。 家长设定明确规则，有意识地控制孩子特别是学龄前儿童使用电子产品，积极选择替代性活动取代视屏时间，如做游戏和户外活动，特别是日间户外活动。 家长掌握科学用眼护眼知识并引导儿童科学用眼护眼。
学　校	开展近视防控等相关健康教育课程和活动，提升师生相关健康素养。 中小学校严格组织全体学生每天上、下午各做1次眼保健操。 鼓励课间走出教室，上、下午各安排一个30分钟的大课间。 教师要教会并督促学生保持正确读写姿势。 指导学生科学规范使用电子产品，宣传中小学生过度使用手机的危害性和加强管理的必要性，确保手机有限带入校园、禁止带入课堂。 幼儿园教师开展保教工作时要主动控制使用电视、投影等设备的时间。 宣传推广使用0～6岁学前教育阶段、7～12岁小学阶段、13～18岁中学阶段等不同学段近视防控指引，教育引导学生形成科学用眼行为习惯。

（四）建设视觉友好环境

家庭、学校、医疗卫生机构、政府相关部门、媒体和其他社会团体等各界力量要主动参与建设视觉友好环境。家庭和学校依据国家相关政策和标准要求，减轻学生作业负担和校外培训负担，改善采光照明条件，配备适合儿童青少年身高的课桌椅。媒体和社区应当加大相关标准和知识宣传力度，创建支持性社会环境。

执行主体	技术措施
家　庭	配合学校和政府部门切实减轻孩子过重作业负担和校外培训负担。 提供良好的家庭室内照明与采光环境。 定期调整书桌椅高度，使其适合孩子身高的变化。 不在孩子卧室摆放电视等视频产品。 保障孩子睡眠时间。 鼓励采购和使用获得认证的眼视光相关产品及验光配镜服务。
学　校	提供符合用眼卫生要求的教学环境。落实教室、宿舍、图书馆（阅览室）等采光和照明要求，鼓励采购符合标准的可调节课桌椅、坐姿矫正器，为学生提供符合用眼卫生要求的学习环境。保障学校、幼儿园、托育机构室内采光、照明和课桌椅、黑板等达到规定标准。 根据学生座位视角、教室采光照明状况和学生视力变化情况，每月调整学生座位，每学期对学生课桌椅高度进行个性化调整，使其适应学生生长发育变化。 确保儿童青少年使用符合卫生要求的儿童青少年学习用品。 全面压减作业总量和时长，减轻学生过重作业负担，小学一、二年级不布置家庭书面作业，小学三至六年级书面作业平均完成时间不超过60分钟，初中书面作业平均完成时间不超过90分钟，依据国家课程方案和课程标准组织安排教学活动。 按照"零起点"正常教学，注重提高课堂教学效益，不得随意增减课时、改变难度、调整进度。 学校教育本着按需的原则合理使用电子产品，教学和布置作业不依赖电子产品，使用电子产品开展教学时长原则上不超过教学总时长30%，原则上采用纸质作业。

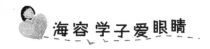

续表

执行主体	技术措施
	加快消除"大班额"现象。 开展丰富多彩的文体、科普、劳动及社团等活动。 加强视力健康管理,将近视防控知识融入课堂教学、校园文化和学生日常行为规范。 为儿童提供营养均衡、有益于视力健康的膳食,促进视力保护。
医疗卫生机构	发挥医院专业优势,不断提高眼健康服务能力。制定跟踪干预措施,检查和矫正情况及时记入儿童青少年视力健康电子档案。 加强医疗机构能力建设,培养儿童眼健康医疗技术人员。根据儿童青少年视力进展情况,提供个性化的近视防控健康宣教和分级转诊。 组织专家主动进学校、进社区、进家庭,积极宣传推广预防儿童青少年近视的健康科普知识。
政府相关部门、媒体和社会团体	政府相关部门做好线上校外培训监管工作,线上培训要注重保护学生视力,每课时不超过30分钟,课程间隔不少于10分钟,培训结束时间不晚于21点。不得开展面向学龄前儿童的线上培训。 倡导健康理念,传播科学健康知识。充分发挥广播电视、报刊、网络、新媒体等作用,利用公益广告等形式,多层次、多角度宣传推广近视防治知识。 发挥高校、科研院所科研力量,开展近视防控科研攻关,加强近视防控科研成果的应用和转化。

(五)增加日间户外活动

学校、家庭和社区共同努力减少儿童青少年长时间持续视近工作,采取多种措施,为儿童青少年提供相关条件,督促儿童青少年开展户外活动。

执行主体	技术措施
个　体	养成健康意识和习惯，采纳健康行为，日间户外活动每天至少2小时，分别落实在校内校外。 保证睡眠时间，小学学生每天睡眠10小时、初中学生9小时、高中学生8小时。 保持上学日和周末作息制度基本一致，减少"社会时差"。
家　庭	通过家长陪同儿童走路上学，课外和节假日亲子户外活动等方式，积极引导、支持和督促孩子进行日间户外活动。 使儿童青少年在家时每天接触户外自然光的时间达60分钟以上。对于已患近视的儿童青少年应进一步增加户外活动时间，延缓近视发展。 鼓励支持儿童青少年参加各种形式的体育活动，督促认真完成寒暑假体育作业，掌握1～2项体育运动技能，引导养成终身锻炼习惯。
学　校	保证学生课间走出教室，"目"浴阳光。 支持学校上下午各安排一个30分钟的大课间。 学校、家庭、社区协同，积极开展学生结伴同行上学模式（"健康校车"），在主要上学路线设立固定接送时间"站点"，由家长依次轮流护送至学校。 强化体育课和课外锻炼，着力保障学生每天校内、校外各1个小时体育活动时间。 鼓励基础教育阶段学校每天开设1节体育课。 建立完善全国儿童青少年体育活动体系，指导各地采用多种形式和途径开展儿童青少年健身科普工作，吸引更多儿童青少年到户外参加体育活动。 幼儿园要保证儿童每天2小时以上户外活动，寄宿制幼儿园不得少于3小时，其中体育活动时间不少于1小时，结合地区、季节、学龄阶段特点合理调整。

续表

执行主体	技术措施
	全面实施寒暑假学生体育家庭作业制度，引导家长营造良好的家庭体育运动氛围。 避免幼儿园"小学化"教学，重视生活和游戏对3～6岁儿童成长的价值。

（六）规范视力健康监测与评估

视力健康监测与评估可以及时了解学生群体中视力不良、近视分布特点及变化趋势，确定高危人群及高危因素，为制定及评估近视预防控制措施提供数据依据。

各地疾病预防控制机构制定本地学生常见病及健康影响因素监测实施方案，组织相关培训，做好现场调查和监测、数据录入、结果分析与上报等工作。近视监测流程图见图 3。逐级撰写当地近视监测和评估报告，并将监测及评估报告及时报告政府并通报教育行政部门，结合当地实际情况，制定或调整近视干预措施和活动，将主要信息通过媒体向社会公布。

（七）科学诊疗与矫治

经过近视筛查以及监测等工作，应对儿童青少年进行分级管理，科学矫治。

1. 对视力正常，但存在近视高危因素或远视储备不足的学生，建议其改变高危行为，学校、家庭、社区协同，通过多种途径增加日间户外活动，减少视近行为，改善视光环境。

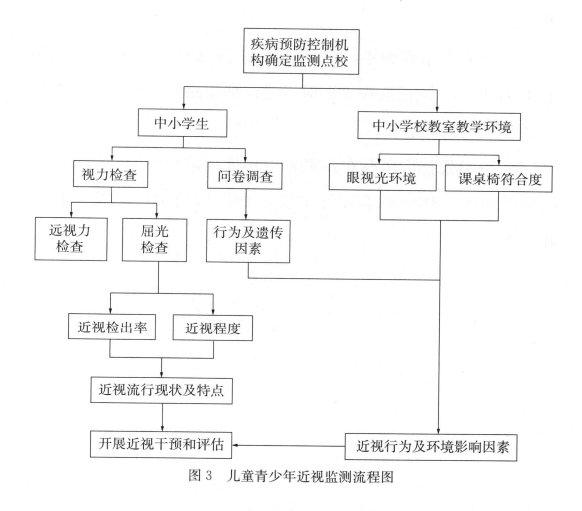

图3 儿童青少年近视监测流程图

2. 对远视储备不足或者裸眼视力下降者，其视功能可能异常，建议到医疗机构接受医学验光等屈光检查，明确诊断并及时采取措施矫治。

3. 佩戴框架眼镜是矫正屈光不正的首选方法，建议家长到医疗机构遵照医生或验光师的要求给孩子选择合适度数的眼镜，并遵医嘱戴镜。对于戴镜视力正常者，学龄前儿童每3个月或者半年，中小学生每6～12月到医疗机构检查裸眼视力和戴镜视力，如果戴镜视力下降，则需在医生指导下确定是否需要更换眼镜。

4. 近视儿童青少年，在使用低浓度阿托品或者佩戴角膜塑形镜（OK 镜）减缓近视进展时，建议到正规医疗机构，在医生指导下，按照医嘱进行。

5. 充分发挥中医药在儿童青少年近视防控中的作用，制定实施中西医一体化综合矫正方案，推广应用中医药特色技术和方法。

儿童青少年新冠肺炎疫情期间近视预防指引（更新版）

新冠肺炎疫情期间，儿童青少年电子产品使用增多、户外活动减少，增加了近视发生和进展的风险。为指导疫情期间儿童青少年近视预防，国家卫生健康委疾控局组织安徽医科大学卫生管理学院、北京市疾控中心、上海市眼病防治中心、北京大学人民医院眼视光中心制定并印发了《儿童青少年新冠肺炎疫情期间近视预防指引》，并根据常态化疫情防控形势和复学复课情况，及时进行更新调整。

一、线上学习期间近视预防

（一）电子产品使用时间要求

线上学习期间，应限制线上学习的电子产品使用时间。

1. 线上学习时间，小学生每天不超过 2．5 小时，每次不超过 20 分钟；中学生每天不超过 4 小时，每次不超过 30 分钟。

2. 减少线上学习外的视屏时间，除教育部门安排的线上教育时间外，其他用途的视屏时间每天累计不超过 1 小时。

（二）电子产品选择和摆放要求

线上学习期间，要特别注意用眼卫生，做到合理选择和使用电子产品，确保科学用眼。

1. 电子产品的选择

（1）尽可能选择大屏幕电子产品，优先次序为投影仪、电视、台式电脑、笔记本电脑、平板电脑、手机。

（2）应选择屏幕分辨率高、清晰度适合的电子产品。

（3）使用电子产品时，调节亮度至眼睛感觉舒适，不要过亮或过暗。

2. 电子产品的摆放

（1）电子产品摆放位置应避开窗户和灯光的直射，屏幕侧对窗户，防止屏幕反光刺激眼睛。

（2）使用投影仪时，观看距离应在 3 米以上；使用电视时，观看距离应在屏幕对角线距离的 4 倍以上；使用电脑时，观看距离应在 50 厘米（约一臂长）以上。

（3）电子产品（如电脑）摆放时，应保证其屏幕上端与眼水平视线平齐。

（三）读写姿势

线上学习期间，儿童青少年应及时调整假期学习安排，做到以下读写要求。

1. 观看屏幕听课时，可保持肩部放松，上背部扩展，上臂与前臂成 90 度角，腕放松，规则地呼吸。

2. 观看视屏写作业时，读写姿势要保持"一尺一拳一寸"：眼睛距离书本约一尺（约 30 厘米），身体距离书桌约一拳，握笔手指距离笔尖约一寸。

3. 不躺在床上或沙发上视屏学习。

（四）眼放松

线上学习期间，增加活动性休息时间不仅可以放松睫状肌、减缓眼疲劳，还可以减缓大脑的疲劳、提高学习效率、缓解紧张情绪。

1. 连续视屏学习时间超过 20—30 分钟，至少活动性休息 10 分钟。

2. 视屏学习过程中，有意识地稍用力闭眼、睁眼，上下左右转动眼球，放松眼睛。

3. 线上学习之余伸展腰臂，可在室内走动、做体操、下蹲运动、仰卧起坐等；清洁双手后做眼保健操；立于窗前、阳台或门前，向远处（6 米以上）眺望。

4. 居家隔离期间可通过阳台、窗边或自家庭院"目"浴阳光，接触自然光线。

（五）采光与照明要求

疫情期间，家庭是儿童青少年生活和学习的主要场所，家庭采光和照明状况对儿童青少年的用眼卫生至关重要。

1. 将书桌摆放在窗户旁，使书桌长轴与窗户垂直，白天看书写字时自然光线应该从写字手的对侧射入。

2. 若白天看书写字时光线不足，可在书桌上摆放台灯辅助照明，放置位置为写字手的对侧前方。

3. 晚上看书写字时，要同时使用书桌台灯和房间顶灯，并正确放置台灯。

4. 家庭照明光源应采用三基色光源照明设备，台灯色温不宜超过 4000K。

5. 家庭照明不宜使用裸灯，即不能直接使用灯管或灯泡，而应使用有灯罩保护的灯管或灯泡，保护眼睛不受眩光影响。

6. 避免书桌上放置玻璃板或其他容易产生眩光的物品。

（六）家庭书桌椅调整

为确保儿童青少年在家能够保持正确的读写姿势，减少学习疲劳，家长应为孩子提供适宜的书桌椅。

1. 对于有可调式书桌椅的家庭，根据"坐于椅子/凳子上大腿与小腿垂直、背挺直时上臂下垂其手肘在桌面以下 3—4 厘米"的原则，调节桌椅高度。

2. 对于没有可调式书桌椅的家庭，根据上述原则加以调整。若桌子过高，则尽可能使用高一点的椅子，并在脚下垫一脚垫，使脚能平放在脚垫上，大腿与小腿垂直。桌子或椅子过矮时，将桌子或椅子垫高。

（七）合理安排每日生活

疫情期间家庭应营造良好的氛围，家长帮助孩子保持学习规律和生活节律，保证孩子作息规律、睡眠充足、体力活动适量。

1. 每天保证充足的睡眠时间，小学生应达到 10 小时，初中生 9 小时，高中生 8 小时。

2. 居家学习时，应避免形成晚睡晚起等不良习惯，以减少对生物钟的干扰。

3. 家长应督促孩子保持学习规律和生活节律，多开展互动性趣味游戏，增进亲子交流。

4. 儿童青少年每日协助家长做适量的家务劳动，例如打扫卫生、整理房间、洗碗、做饭等。

5. 家长可安排孩子在小区内进行户外活动，开展跳绳、拍球、打羽毛球、健身操等活动。

（八）注意手卫生和眼健康

保持手卫生习惯是保证眼健康的重要因素，勤洗双手可防范病毒细菌感染，有效预防眼部感染性疾病。

1. 饭前便后、外出回家后要洗手，采用"七步洗手法"并保证 20 秒以上的时间。

2. 不用手揉眼睛。

3. 如果眼睛出现干涩、异物感、有烧灼感、痒感、畏光、眼红、眼痛等症状时，应停止视屏行为。如症状不能缓解，必要时去医院就诊。

4. 发现儿童歪头视物、频繁眯眼和挤眼等与近视相关症状时，应适时休息和运动，必要时去医院就诊。

二、复学后近视预防

复学后，继续培养和保持良好的用眼习惯，随着课堂教学逐步正常化，学校应减少电子产品使用，恢复眼保健操制度，提供良好的采光照明条件，及时调整课桌椅，增加自然光条件下户外活动。

（一）养成好的用眼行为

良好的用眼行为可减缓用眼疲劳、减少眼睛过度调节，复学后继续保持良好的用眼行为。

1. 读写姿势保持"一尺、一拳、一寸"。

2. 读写时间 30—40 分钟后要活动性休息 10 分钟，远眺。

3. 不在走路时、直射阳光下和晃动的车厢内看书与看手机。

（二）减少电子产品的使用

长时间使用电子产品会造成眼部不适，并增加近视风险。复学后儿童青少年应及时减少电子产品使用时间。

1. 使用电子产品教学不超过教学总时长的 30%，原则上采用纸质作业。

2. 非学习目的使用电子产品，单次不宜超过 15 分钟，每天累计不宜超过 1 小时。

3. 年龄越小的儿童使用电子产品的时间应越少。6 岁以下的学龄前儿童应尽量避免暴露于手机、电脑等视屏环境，家长应起表率作用。

（三）眼保健操

长期、规范地开展眼保健操对预防近视有积极意义，复学后学校应恢复上下午课间眼保健操制度。

1. 做眼保健操前彻底清洁双手。

2. 可选用不接触眼部的"眼放松操""爱眼操"。

（四）教室采光照明

学校应提供良好的采光照明条件，确保学生读写时光线充足。

1. 普通教室课桌面的平均照度不小于 300lx，且不大于 750lx，照度均匀度不小于 0.7。

2. 普通教室的黑板应设局部照明灯具，其平均照度不小于 500lx，且不大于 1000lx，照度均匀度不小于 0.8。

（五）学校课桌椅调整

课桌椅应和儿童青少年身高匹配，按照《学校课桌椅功能尺寸及技术要求》（GB/T 3976—2014）标准调整教室课桌椅。

（六）增加自然光条件下户外活动

户外活动是最简单、有效的预防近视的方式，充分接触阳光

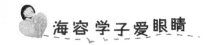

可以有效地预防近视发生和发展。

1. 疫情期间学校体育课和 30 分钟大课间应在户外进行，错时、错峰，增加学生体育活动时的距离。

2. 每天保证 2 小时以上的户外活动时间，倡导近视儿童青少年每天户外活动 3 小时以上。

3. 复学后提倡儿童青少年通过步行上下学、课间走出教室、下午放学后先进行户外活动后完成家庭作业等方式，增加户外阳光接触时间。

三、疫情期间学生视力监测和屈光筛查

复学后开展视力监测和屈光筛查，遵循《中小学生视力筛查规范》（WS/T 663—2020），应做好各项防疫措施，防止交叉感染。学校应在卫生健康部门的指导下进行学生视力监测和屈光筛查，完善视力健康档案，及时发现学生视力不良和近视。

（一）开展视力监测和屈光筛查

1. 及时登记视力监测结果，完善视力健康档案。

2. 统计学校各年级学生视力不良和筛查性近视率，并与上年度同期比较。

3. 向家长反馈学生视力健康信息并指导家长开展近视防控工作。

（二）检查场地的要求

视力检查应尽可能在露天操场或大体育场馆等场所进行，保

持空气流通。

（三）检查人员的要求

检查人员应熟悉感染防控用品的规范使用和相关要求，佩戴一次性工作帽、一次性医用外科口罩、一次性手套，穿着工作服，严格注意手卫生。

（四）检查设备的要求

1. 视力检查时所用遮眼板应"一人一消"，或采用一次性纸质遮眼板"一人一个"。

2. 屈光检查时应做好屈光检查仪设备表面消毒，与人体接触的部分要确保"一人一消"。

3. 确保检查设备之间的安全距离在1.5米以上。

（五）被检学生的要求

1. 被检学生检查过程应戴好一次性口罩，不用手接触眼睛及周围，检查结束后（交完检查单）应按"七步洗手法"洗净双手。

2. 合理安排学生的检查时间，分批次、分时段进行，确保被检查人员1.5米以上安全距离，尽可能减少学生等待检查时重叠交汇的时间。

四、疫情期间验光配镜卫生防护

（一）视力矫正

疫情期间，近视的儿童青少年，如视力低下影响到学习或生

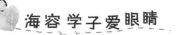

活，则需要进行视力矫正。

1. 框架眼镜是儿童青少年最安全的视力矫正方法，应当按照配镜处方来验配眼镜。

2. 不提倡佩戴隐形眼镜。因控制近视需要佩戴角膜塑形镜等特殊类型的隐形眼镜，必须严格遵从医嘱。

3. 摘戴隐形眼镜之前必须保证手部清洁，严格按照"7步洗手法"洗净双手。

（二）验光配镜

疫情期间，儿童青少年的常规视力复查、验光配镜等，建议暂缓就诊。如因视力下降影响学习确需验光配镜，应到专业的医院眼科或眼视光中心就诊。

1. 提前了解医院就诊信息，按医院要求进行预约，以便分时段错峰就诊，避免交叉感染。

2. 在预约就诊过程中，做好个人防护，服从医护人员的管理。在人员密集或未到就诊时间时，建议预留联系方式，在室外或人员较少的地方等待电话通知就诊，避免人员聚集。

3. 医疗机构在候诊区域及屈光检查室的适当位置张贴新冠肺炎防护指南及个人防护标准和消毒流程。

4. 就诊过程中，儿童青少年和陪诊家长均应佩戴口罩，配合测量体温，如实告知医生做好疫情相关信息登记，配合医生使用非接触眼科器械完成检查。

5. 医疗机构应合理安排就诊检查时间，保证检查室"一室一医一患"及候诊区域处于通风环境下，尽可能减少患者之间在候诊区重叠交汇的时间。

6. 医护人员应熟练掌握屈光检查前准备工作，做好检查设备表面消毒，与人体接触的部分均消毒，确保"一人一消"，防止交叉感染。

7. 在屈光检查过程中，减少不必要的言语沟通，与医护人员近距离面对面交流时，尽量保持在1.5米以上。

8. 就诊结束后，及时离开就诊区域，对与检查设备等有接触的部位充分擦拭消毒。

小学阶段（6—12周岁）近视防控指引

关键词：习惯养成，积极预防

小学低年级阶段，孩子需要适应环境和角色的转变，近视防控应以养成良好习惯为主，要定期密切关注视力与屈光发育情况，预防近视发生。小学高年级阶段，要注意用眼卫生，把近视防控与素质教育结合，科学防控近视发生发展。

1. 户外活动要保障，体育爱好宜广泛

学校和家长应共同营造良好的体育运动氛围，创造条件让孩子多参加户外活动，鼓励课间休息时间和体育课到室外活动。家长应多带孩子到户外活动，每日户外活动时间累计应达到两小时以上。低年级小学生应注重锻炼习惯的养成，把体育运动作为兴趣爱好。高年级小学生可适当增加有氧体育运动。注意在户外活动中预防晒伤和其他意外伤害的发生。

2. 正确姿势不能忘，用眼环境要敞亮

学习时，阅读和书写的环境非常重要。环境的采光照明要科学，学习场所要保证充足的光照亮度。光线不足时，应通过台灯辅助进行双光源照明，台灯应摆放在写字手的对侧前方，避免眩光。桌椅高度要与孩子的身高和坐高匹配并及时调整。小学低年级阶段是培养阅读和书写姿势的关键时期，注意标准读写姿势与习惯，做到书本离眼睛一尺、胸口离桌一拳、握笔手指离笔尖一寸。学校和家长应严格姿势训练，及时纠正错误姿势。教导孩子不要躺在床上或沙发上看书，不要在摇晃的车厢内看书。

3. 视屏时间不要长，课外不要增负担

小学生应严格控制视屏类电子产品使用时长。学校应谨慎开展线上课程学习，尽量不布置线上作业。家长应配合学校切实减轻孩子作业负担，减少校外培训尤其是线上校外培训，切勿忽视孩子兴趣和视力健康盲目报班。

4. 阅读材料要优选，纸质读物不反光

阅读材料的图画和字体不宜过小，选择哑光纸质读物。小学低年级段的阅读材料应以大字体图文为主，小学高年级段的阅读材料字体不宜过小。

5. 读写间隔多休息，劳逸结合眼舒适

小学生应控制持续阅读和书写的时间。低年级段小学生每次连续读写不超过 20 分钟，高年级段小学生每次连续读写不超过 30 分钟。休息时应走出教室进行户外活动或远眺。

6. 均衡膳食有营养，规律作息更健康

家长要督促孩子保持规律、健康的生活方式。每天保证充足睡眠时间 10 小时。注意营养均衡，强调食物多样性，多吃水果蔬菜，少吃甜食和油炸食品。

7. 积极定期查视力，及时干预降风险

小学生每年应进行 2—4 次视力检查。学校和家长应重视定期开展视力检查，及时查阅检查结果。学校若发现视力出现异常现象的学生，应及时提醒家长带孩子前往正规的医疗机构进一步检查确认。

8. 近视不可乱投医，正规机构去就诊

学生近视后，不可病急乱投医，不要迷信近视可治愈等虚假广告，应到正规的医疗机构就诊，并遵从医嘱进行科学干预和矫正。

综合防控儿童青少年近视家长倡议书

家长朋友们：

家庭是综合防控儿童青少年近视的重要力量，家长是儿童青少年视力健康的守护者。为呼吁家长关注孩子眼健康，营造家庭爱眼护眼防控近视氛围，在今年6月6日第27个全国"爱眼日"到来之际，教育部全国综合防控儿童青少年近视家长宣讲团，向全国广大家长朋友们发出如下倡议。

一、营造爱眼氛围。倡导家长主动了解科学用眼护眼知识，配合学校积极参加近视防控科普活动并向孩子宣讲。倡导家长以身作则，减少对手机、电脑、网络游戏等的依赖，带头不做"低头族"，正确引导示范，增加亲子时间。

二、控制电子产品。倡导家长加强对孩子使用电子产品的督促管理，选择合适的电子屏幕，合理控制使用电子产品时间。使用电子产品遵循"20—20—20"口诀，看屏幕20分钟后，远眺20英尺（6米）以外至少20秒以上。

三、改善光照环境。倡导家长为孩子营造良好的学习光照环境，白天光线不足时及时开灯补光，晚上学习时同时使用书桌台灯和房间顶灯。台灯放置在写字手对侧前方，光源略低于眼睛高度。

四、增加户外活动。倡导家长营造良好的家庭体育运动氛围，和孩子一起参加体育锻炼，鼓励、引导和支持孩子掌握1—2项运动技能，保证孩子每天至少2小时日间户外活动。周末时尽量带孩子融入大自然，沐浴阳光预防近视。

五、端正读写姿势。倡导家长纠正孩子的不良读写姿势，做到"一尺、一拳、一寸"。读写连续用眼时间不超过40分钟，避免在走路、吃饭、晃动的车厢内看书等。

六、减轻课外负担。倡导家长积极配合学校减轻孩子作业负担和校外培训负担，不盲目参加课外培训、跟风报班，应根据孩子兴趣爱好合理选择，避免学校减负、家庭增负。

七、保障睡眠饮食。倡导家长保证孩子充足睡眠时间，小学生10小时，初中生9小时，高中生8小时，帮助孩子养成良好的作息习惯，保证膳食营养均衡。

八、关注视力状况。倡导家长密切关注孩子视力变化和眼睛异常迹象，定期检查视力，做到早发现、早干预、早矫治。发现孩子不自觉地眯眼、歪头、皱眉、挤眼等，及时到正规医疗机构就诊，遵医嘱科学防治近视。

九、谨防近视骗局。倡导家长不轻信"近视可治愈""降低度数""治眼神器"等虚假宣传，避免耽误孩子最佳矫治时期。

教育部全国综合防控儿童青少年近视家长宣讲团

2022年6月6日

襄阳市儿童青少年近视防控总体目标

根据《湖北省儿童青少年视力问题防治技术方案》要求——

到 2025 年，襄阳要实现儿童青少年新发近视率下降，近视进展明显减缓。

到 2030 年，实现儿童青少年新发近视率明显下降、视力健康整体水平显著提升，6 岁儿童近视率控制在 8％左右，小学生、初中生和高中生近视率分别降到 38％、60％和 70％以下。

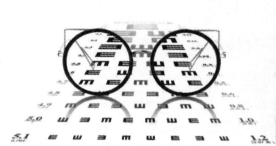
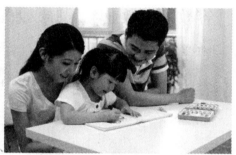

襄阳市海容小学"容教育"十大系列

容理念：发展学生　成就教师　服务社会　报效国家

容校训：海纳百川　有容乃大

容宗旨：教天地人事　育生命自觉

容目标：出名师　育名生　创名校

容校风：包容　融合　博雅　灵动

容教风：捧出爱心　呵护兴趣　彰显智慧

容学风：博学　恒学　广思　精思

容教师：敬业　乐群　兼容　共享

容学子：习惯好　学习好　身体好

容家长：协同进步　美美与共

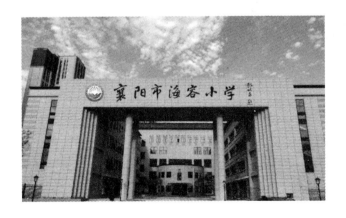

襄阳市海容小学校歌

百川归海

——襄阳市海容小学校歌

彭琼 晓吾 词
钟　炜 曲

1=bE 4/4 ♩=110 欢快地

5　35 03 15 | 14 46 5　-　| 6　46 05 31 | 67 13 2　-　|
悠　悠　襄　水　去　何　方　　百　折　不　回　去　汉　江
我　们　生　在　襄　水　旁　　清　清　襄　水　润　襄　阳

5　35 03 15 | 61 14 6　-　| 5　31 43 2 | 2　67 1　-　|
滔　滔　汉　江　去　何　方　　源　远　流　长　去　海　洋
欣　欣　向　荣　共　成　长　　长　成　栋　梁　去　远　航

6·　64 1 | 4　5　6　-　| 5·　53 1 | 4　32 2　-　|
海　纳　百　川　多　宽　广　　那　是　襄　水　的　方　向
有　容　乃　大　多　宽　广　　那　是　襄　水　的　方　向

6·　64 1 | 4 i 6　-　| 56 56 54 3 | 25 67 1　-　|
愿　做　海　中　一　滴　水　　融　合　太　阳　万　点　光
愿　挂　云　帆　济　沧　海　　长　风　万　里　逐　梦　想

结束句

56 56 54 3 | 5　-　6 7 | i　-　-　-　| i 0 0 0 |
长　风　万　里　逐　梦　　想

襄阳市海容小学赋

安良海

巍巍襄阳城，清清汉江风，宽宽双湖路，浓浓办学情。此处骧龙飞腾，此处豪情奔涌；此处树木能说话，此处花草笑春风！嗟乎！如诗如画营盘村，美轮美奂看海容！

伟哉襄城！善哉襄城人民！得岘山之坚韧，揽襄水之秀灵，拥麒麟之祥瑞，有檀溪之澈明。昔日的卢一飞冲天，今朝学子学海驰骋。己亥年九月，建海容小学。教天地人事，育生命自觉。挚爱真善美，关切天地人。嗟乎！成就教师，发展学生；报效祖国，服务大众。誓为天地立新功，要为万世开太平！

海容之美，在悦纳包容。融汇融通，兼容宽容；和谐共生，互助共赢；各美其美，美美与共。故曰：海纳百川，有容乃大。气度恢宏，大事则成。嗟乎！山不辞石，方能成其峻；海不辞

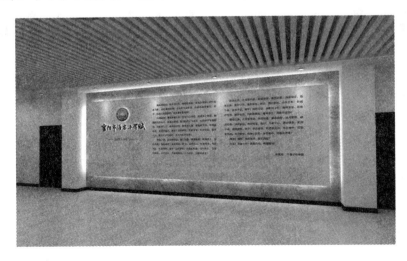

水，方能成其深；主不厌人，方能成其众；士不厌学，方能成其圣！

海容之美，在习惯养成。面发须净，衣冠必整；身宜端庄，态贵从容；勤学好问，慎思笃行。故曰：洒扫应对，小学之本；行成于雅，德成于正。嗟乎！播种行动，则收获习性；播种习性，则收获性情；播种性情，则收获德性；播种德性，则收获成功！

海容之美，在多彩活动。歌须咏情，舞必动容；室内攀岩，挑战险峰；球类运动，精彩纷呈。故曰：儿童中心，活动课程；寓教于动，燃烧激情。嗟乎！学在做中，则博雅灵动；学在做中，则智慧充盈；学在做中，则身心俱优；学在做中，则德智兼隆！

伟哉！海容！海阔潮涌，扬帆启程！

壮哉！海容小学！翘楚杏坛，辉耀星空！

于庚子年仲夏

后 记

本书是国内第一本立足于学校实际，由来自一线的教师自主编写的眼健康科普教育读本。通过"眼睛结构我了解""眼睛近视我知晓""近视防控我参与"和"眼睛科普我宣讲"等四大板块的内容，引导同学们强化"每个人是自身健康的第一责任人"意识，主动学习掌握科学用眼护眼等健康知识，积极关注自身视力状况，遵守近视防控的各项要求，养成良好用眼习惯和健康生活方式，使儿童青少年拥有一双健康的眼睛和光明的未来。

与其他眼健康科普读本相比，本书呈现出以下三个鲜明特点：

其一是地域性。本书以《海容学子爱眼睛》为书名，意在凸显读者对象为海容小学师生、家长，非指向一般的儿童青少年。

其二是基本性。作为眼健康基础的眼科学涉及生理学、物理学（主要是光学）、心理学、脑科学等相关知识。随着学生年龄的增长和各学段相关课程的开设，这些专业知识自然会被逐步学习和掌握。因此，本书较好地克服了眼科医生编写的眼健康科普读物过于追求"专、精、深"的弊端，重点讲解眼健康的基本知识、基本原则、基本技能和基本方法，增强了阅读内容和对象的精准性和适宜性，显得更加浅显易懂，更易受学生、教师及家长欢迎，实用性、操作性也更强。

其三是实践性。一是本校建成了全市首家眼健康科普教育基地。本书用相当篇幅介绍了基地情况。对于眼健康知识普及而言，基地发挥了一种"拾遗补缺"的重要作用；二是本校学生到基地向参观者宣讲眼健康知识，发挥了学以致用的作用；三是本书专门选编了部分参观者的感悟心得，辑录了相关图片，在强化爱眼、护眼方面，发挥了普及宣讲的作用。

尽管编者做了很大努力，但囿于专业性，本书在眼科学知识的描述等方面肯定存在不少不严谨之处，恳请广大读者予以匡正。

编者

2023 年 7 月